# コロナにもの申す！

## 73歳 お婆のつぶやき

福本秀子
Fukumoto Hideko

風詠社

# はじめに

　昨年（2020年）2月に指定感染症扱いになったのは、感染力・致死率・治療法・治療薬も分からなく未知のウイルスであったからである。あれから、1年経って、ウイルスの正体が少しずつ解明されてきて、超スピードでワクチン開発も進み、日本でも接種の段取りを進めている。

　もう、良いでしょう！　指定感染症扱いによる、1類から3類扱いの特別枠を取り払っても……なぜ、5類の季節型インフルエンザクラスに下げないの?!　インフルと同じ扱いにしたらどんな問題が生じるの？

　緊急事態宣言出して飲食店をむやみにいじめて、みんながちぢこまって生活する必然性はあるのですか？　指定感染症だから、毎日PCR検査陽性者をマスコミは報道しなければいけないし、陽性者を全て感染者としてカウントする。国民は陽性者数に踊らされ、入院・入所を強制される。従わなかったら罰則だって？　だったら、ベッドがなくなり自宅療養を容認するお役人は、差し詰めどんな罰則になるの？　ほんと、わけ分からない世の中になってしまって……。

　私は、73歳の比較的元気な婆さん。次世代に生きる我子や孫の為にいつでも生け贄になってやる。その代わり入院は嫌！　家で死なせて欲しい。入院拒否で牢屋に放りこまないで！　早晩、寿命で絶たれる命……膨大な医療資源を使い、無意識にさせられ、苦しいとも言えず、後がつかえて、急かされて死にたくない！　自身の尊厳死方法をしっかり書面に認めているから。「ちぢこまれ」なんかと命令しないで！

　この婆さんのつぶやきに、しばし、お付合い頂き、コロナ対策の現実把握、分析について共有させて頂けたら幸甚に存じます。

2021年1月

# もくじ

# コロナにもの申す！

## 73歳 お婆のつぶやき

# 1. 冗談のような現実

　第3波とやらの到来か、年末年始にどっと爆発的に増加してきたPCR検査陽性者。内、感染者も年明けに日々着実に増え続け、想定内に重症者、死者も発生している。つい、半月前までは Go To と動き回っていた人々。正確には、大半の国民はストップがかからぬまま泳がされていた方々……予測できなかったと慌てる首脳陣達は、国民に対して謝罪もなく、自粛しなかったのが原因と言わんばかりに、飲食店に時短営業を無理矢理押し付け、すべての人に自粛・ステイホームの連発！を。私達は、犬じゃあない！　貴方方にしっぽを振るつもりはないし！　右往左往して挙げ句の果てに Y 知事は、府民に対し「年末年始は、ちぢこまる感じで過ごして……」と。

　何とも哀しいリーダーの方々とそのお言葉……ちぢこまった生活ってナニ？　どうして過ごしたらいいの？　言うこと守ってたら、死んでしまうんとちゃう？　さらに追い打ちをかけるが如く、頭突き合わせ、コソコソと罰則付きのバットを制定させようと。それで、言うことキカンやつをどつこうと企んでいるし、それが国会承認されようとしている。他にやること、考えることあるやんか！　感染防止対策が大前提なんと違うの？　言うこと聞かんやつ何人いたの？　その為に罰則付きの法律造るの？　アホな！　権力行使も程々にせんと……もう……腹が立つより、唖然としてしまい、気も心も折れてしまいそう。

　振り返れば、昨年、指定感染症にしたのが失策の始まり。そこから、気付いた時点で5類に変更すべきであった。安倍首相が夏に交替するときに……。見直しを提案していたのを現首相が反故にした。全国民の命と財産を守ると軽々しく言いまくってるリーダー達が日本の国をだめにしている。

医療の逼迫、既に崩壊などと、人事みたいに白々しく、己が汗もかかず、真剣に考えることも放棄している日本の開業医大将もいる。何かがおかしい！

　この国の偉い方々は、国民の意見など無視してよし！と、申し合わせでもしているのかな？とも思える。こそこそ、水面下で常に内緒事。堂々と現せないから、責任逃れの方策を模索していると勘ぐられても仕方ないじゃん！　自滅の刃はいらない！

　こんな、間違った世の中での自滅は御免被りたい。


## ❖　コロナは怖くない?!

　2019 年中国武漢市で発生したと言われている新型コロナ感染症 "Coronavirus disease" COVID-19（コビッド 19）は、あっという間に全世界に広がり、WHO（世界保健機関）からパンデミック宣言が発出された。

　感染史上から今も予断を許さない存在となりつつある。日本においても、昨年 2 月に指定感染症に指定され、感染症法上 1 類から 3 類に匹敵する扱いが現在まで続いている。マスコミを通して毎日感染者数と称して PCR 検査陽性者実数が報告され、恐怖を大いに煽りたてている。著名人の感染や死亡についての報道に多くの人々は震撼し、入院したら見舞いにも行けず、骨になって帰って葬式も出せないことに恐れおののいた。このようにして、「恐怖の新型コロナ」という偶像が根付いたのはテレビ・新聞報道の影響が大きいが、大前提にあるのは、法的に裏付けられた指定感染症の拘束力である。この縛りを解除しない限り、国民の萎縮心理を解消することは困難。医療の逼迫・崩壊も、指定感染症の条件にある無症状の人をも入院措置というようなところに挙げられる。お偉い方々が、そんな単純な要素に気付かないはずはないが、各方面の利害を忖度してからの「見てみぬふり」であろう。

確かに、世界の国々では、感染者数、死者数共にハンパない！　しかし、韓国・中国・日本においては、桁違いに低い数値で推移している。

　三国共に自国の対策の賜と自負して止まない。特に、我が国においては、山中伸弥教授提唱のファクターXなるものも存在する。この婆もその崇拝者の一人である。従って、常々「そこまでするか〜」と懐疑的視線で政局を、世論の決定を、自粛を批判してきている。

　いつしか、コロナびびり派と、コロナ怖くない派とに二分されてきている。

　勿論、この婆は、甲子園中止なんで〜、プロ野球・中央競馬無観客なんで〜必要ないじゃん！　馬鹿みたい！の怖くない派だけど、この状況では、もう、ストレスで病気になりそう……エッ、それはナイナイ?!

　コロナ怖くない派の楽天家にとって、致死率（感染率ではない）十数倍という変異株が見つかれば、少しビビッドさんになるかな?!


　では、本当に新型コロナは怖いのか?!　以下に考えてみよう。

## ★ 日本のコロナは、感染力は強いが毒力は大したことない。

　まず、感染状況と致死率から見てみると、2021年1月20日現在、世界での感染者：96,167,933人、死者：2,057,215人、致死率2.1％、未だ終息の兆しは示していない。山は越えていない。ピークアウトしていないとも言うらしい。日本での感染者：339,774人、死者：4,647人。致死率1.4％、こちらは、今年になって完全に感染爆発！　しょちなしや！専門的分析は、そちらに委ねるべきだが、世界の発生状況からしてみると、感染者が多い割に死亡者は多くなく、〈感染者数の多い主な国〉の中では韓国・中国に次いでランクインされている。米国・インド・ブラジル辺りに比べたら、とても危険な感染症とは言えないのではないかと考える。また、同じコロナウイルス仲間のSARS（2002年・致死

率9.6%)、MERS（2012年・致死率35％）と比べると毒性はかなり低いと考えられる。反対に毒力が高いということは、はるばる空や海を超えて、遠くまで来れないということ。感染伝播する前に宿主（感染した人）が死んでしまったら、ウイルスも生きてゆけなくなるので感染力は当然低くなる。新型コロナにおいては、丁度この真逆であるが、感染者があまりにも多くなると一定の割合で重症者や死者も増えてくる。

### 感染者数の多い主な国 （出典：2021.1.20　厚生労働省）

| | 感染者数 | 死亡者数 | | 感染者数 | 死亡者数 |
|---|---|---|---|---|---|
| 1. 米国 | 24,246,830 | 401,553 | 16. イラン | 1,342,134 | 56,973 |
| 2. インド | 10,581,823 | 152,556 | 17. ウクライナ | 1,206,125 | 22,037 |
| 3. ブラジル | 8,573,864 | 211,491 | 18. ペルー | 1,060,567 | 38,770 |
| 4. ロシア | 3,574,330 | 65,632 | 19. オランダ | 934,503 | 13,264 |
| 5. 英国 | 3,476,804 | 91,643 | 20. インドネシア | 927,380 | 26,590 |
| 6. フランス | 2,996,784 | 71,482 | 21. チェコ | 899,503 | 14,646 |
| 7. トルコ | 2,399,781 | 24,328 | 22. カナダ | 724,629 | 18,289 |
| 8. イタリア | 2,400,598 | 83,157 | 23. ルーマニア | 697,898 | 17,369 |
| 9. スペイン | 2,370,742 | 54,173 | 24. ベルギー | 681,250 | 20,544 |
| 10. ドイツ | 2,071,615 | 48,997 | 25. チリ | 677,151 | 17,573 |
| 11. コロンビア | 1,939,071 | 49,402 | 26. イラク | 609,852 | 12,962 |
| 12. アルゼンチン | 1,819,569 | 46,066 | 27. 日本 | 339,774 | 4,647 |
| 13. メキシコ | 1,668,396 | 142,832 | 28. 中国 | 88,557 | 4,635 |
| 14. ポーランド | 1,443,804 | 33,698 | 29. 韓国 | 73,518 | 1,300 |
| 15. 南アフリカ | 1,356,716 | 38,288 | | | |

★ 滅多に死なない若者・壮年層には従来通りしっかり稼いでもらう。

　経済を支えてもらっても良いのでは？　先日も、すっかりコロナおじさんになっている尾身会長が某テレビで「今の状況を救うのは若い世

代」と訴え、若い人のちょっとしたことが日本の医療を救える一番の立て役者になれるとメッセージを発していた。同時に、若い人でも感染したら後遺症に苦しむこともあると。脅したりすかしたり……。でも、大丈夫！　老婆心？はいらないよ。大半の若者は現状認識できてるよ！無症状で感染していれば、まわりの大切な人々に移すから、マスクはしっかりするよ！と。少なくとも、私の周りの愛しい孫どもはそう言って行動しているよ。識者であろうが、婆さんであろうが、日本の若者を信じる心があればキット通じるモノ！　しっかり稼いでもらおう！

## ★ 感染すると重症化しやすい高齢者は、"コロナは怖い" と認識！

　高齢者は常に、急変に備えた体制を整えておく必要がある。"重症化率を、30代を「1」として他の年代と比べると、70代は47倍、80代は71倍と年齢が上がるほど高くなっている。一方、10代は0.2倍、20代は0.3倍と低い。高齢者のほか、糖尿病や高血圧などの基礎疾患がある人も重症化しやすく、妊婦や喫煙者も「注意が必要とされる」と。

## ★ PCR検査陽性者は全て感染者じゃない

　検査陽性者を全て感染者と決めつけ入院措置として縛り付けるのは、指定感染症の負の象徴。陽性者はコロナウイルスを上気道に持っているだけで感染者ではない場合もあるのに、全て即、隔離とする体制を変えなければ病院が幾つあっても医療体制は破綻するわ～。

　ウイルス専門医の本間真二郎氏によると、《PCR検査での陽性とは、ウイルス遺伝子（新型コロナウイルスRNA）の断片が検出されたことを意味します。ウイルスが今いる、あるいは、少し前にいた痕跡があるということになります。つまり、ウイルスの断片が残っていれば陽性になるということです。PCR検査で確定できないことは、①ウイルスが生きているか、死んでいるかもわからない。②ウイルスが細胞に感染し

ているかどうかもわからない。③感染した人が発症しているかどうかも
わからない。④陽性者が他人に感染させるかどうかもわからない。⑤ウ
イルスが今、いるのか少し前にいたのかも、わからない。》

　とにかく、"1回の PCR 検査陽性ぐらいでガタガタ騒ぐんじゃあねえ
～" ということ。

　《また、PCR 検査陽性者を全て感染者とした場合矛盾が生じる。例え
ば、臍だしルックで寝冷えした時、常にウイルスは気道上（のどや鼻）
に「いる」が、正常な免疫力がある場合には、それら風邪のウイルスに
感染せずに発症もしない。風邪にかかる時は、冷えなどで免疫力が低下
したことによる。つまり、通常の免疫力がある場合は、気道にウイルス
がいても全く発症しない。もし、ウイルスが「いる」状態（PCR 検査
陽性）を感染＝病気としたら、風邪の場合は国民のほぼ全員が感染して
いる、つまり風邪をひいているということ。》「検査陽性者数」＝「感染者
数」、ときには、「感染者数＝発症数＝患者数」として、ひとくくりにさ
れている場合が散見されるので注視しなければならない。たとえ婆さん
といえど、情報を受け取る私達も心して吟味し、現状認識の必要がある。


## ★ PCR 検査陽性者の内、感染しても 8 割は自然治癒する

　「検査陽性者」＝「感染者」とされた場合、初期症状の、発熱や鼻水、
のどの痛み、咳といった呼吸器症状などは、風邪やインフルエンザの症
状とほとんど変わらない。ただ、息苦しさや強いだるさが特徴的である。
感染者の多く（約 8 割）は軽症だが、約 2 割は重症化するとされている。
特に高齢者や基礎疾患がある人が重症化しやすい傾向で、死亡率は 3 ～
4％と報告されている。当初、主な治療法は対症療法のみで自然治癒を
目指していたが、新型コロナが指定感染症であるがゆえに、無症状の患
者にまで機械的に医療資源を割り振らねばならず、かえって肝心の重症
者へのケアがおろそかになりかねない状況になっていった。

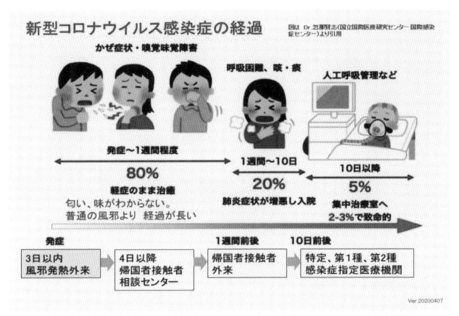

〈Dr.忽那賢志（国立国際医療研究センター 国際感染症センター）より引用〉

　現在は、医療機関での診断により、軽症の段階から予防措置が開始され、重症化を阻止している。抗ウイルス薬の「レムデシビル」によるウイルス増殖の抑制だけでなく、免疫の暴走を抑える治療が重要な対策になっている。

　2020年7月には、ステロイドの一種「デキサメタゾン」が新型コロナウイルス感染症への処方に対して厚生労働省より承認された。デキサメタゾンはもともと関節リウマチの薬で、免疫の暴走を抑制する効果がある。

　また、「トシリズマブ」「サリルマブ」「アナキンラ」といった、免疫の暴走をターゲットにした薬剤などについても、承認に向け治験が進んでいる。早期に治療を開始し、ウイルスの増殖と免疫の暴走を抑えることは、重症化を防ぐだけでなく、後遺症を防ぐことにもつながる。感染の疑いがある場合は、速やかに医療機関の診察を受けて重症を防ぐこと

が肝要である。これらの医療行為がかかりつけ医で可能になれば現在の医療崩壊が一気に解決すると考えられる。そのためには、今すぐ指定感染症の縛りを解き放ち有効治療法を活用し重症化を防ぐべきである。

　こんな簡単なことがなぜできないの？

**★ 新型コロナの死亡数は他疾患に比べ、比ではない**

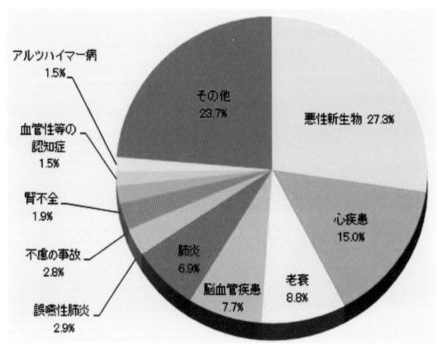

〈出典：厚生労働省「人口動態統計（確定数）」（2019 年)〉

　2019 年の死亡者総数は約 138 万人。そのうち「悪性新生物」が原因で亡くなった人は約 37.6 万、27.3％を占めている。次に多いのは「心疾患」で 15.0％、以下「老衰」8.8％、「脳血管疾患」7.7％、「肺炎」6.9％と続いている。内訳実数は以下の通り！　新型コロナウイルス感染症による死亡者は 2021 年 1 月 20 日現在で 4647 人である。この数値をさら

に、1日の平均発生数で比較してみると13人／日となる。単純に比較するべきではないかも知れないが、今のところの死亡数では、とても怖い感染症とは言えない。

| 死因 | 死亡数（人） | 死亡率 | 日毎死亡人数 |
|---|---|---|---|
| 全死因 | 1,381,093 | 1,116.2 | 3,784 人 |
| 上位 5 死因 | 908,072 | 733.9 | 2,488 人 |
| 悪性新生物 | 376,425 | 304.2 | 1,031 人 |
| 心疾患 | 207,714 | 167.9 | 569 人 |
| 老衰 | 121,863 | 98.5 | 334 人 |
| 脳血管疾患 | 106,552 | 86.1 | 292 人 |
| 肺炎 | 95,518 | 77.2 | 262 人 |

〈出典：厚生労働省「人口動態統計（確定数）」（2019 年）〉

### ★ コロナのおかげ！　コロナ禍で、国内死亡者数減

　厚生労働省「人口動態統計月報」では意外な数値が並び、医療関係者を驚かせている。9月に公開された今年1月から4月までの国内死亡者数を昨年同時期と比べると、今年の方が1万200人以上も少ないことが分かったのだ。死因の中で最も減少しているのは呼吸器系の疾患で、6708人も減っている。その背景には、新型コロナ感染対策として多くの人々が「手洗い、うがい、マスク」を徹底するようになり、インフルエンザや風邪などにかからなかったことがあるとされる。注目は、循環器系疾患の死者が昨年に比べて5629人も減少した点だ。ただし、大幅な減少をしているのは65歳以上の高齢者であり、65歳未満の世代では昨年と大きな変化はない。循環器系疾患の中でも65歳以上では、急性心筋梗塞1423人、心不全1407人、脳卒中1691人も減少した。これは決して小さな数ではない。その理由の1つとして新型コロナの流行拡大

によって「新しい生活様式」が始まり、不要不急の症状で病院へ通っていた高齢者が外出を控えたことが考えられる。

　コロナは怖いどころか、役に立っているじゃないですか！　まったく、科学的な説明がつかない事態に国中驚かされている。


## ★ 究極、新型コロナは怖くない

　京都大学のウイルス学者宮沢孝幸氏によると、ウイルス学の常識があれば、新型コロナは怖くないという。

　《ある程度の数のウイルスが集団で細胞内に侵入しないと感染が成立しないとのことである。これは受精にも似ている。受精においては、卵細胞の周りの防護層を、多数の精子が、精子の頭から出てくる物質で溶かして、タイミング良く到達した精子のみが受精する。細胞に感染するのに必要なウイルス粒子数は、ウイルスの種類によってもまったく異なる》と。

　《新型コロナウイルスの感染性も冷静になって見てみれば、かなりぎりぎりの線を攻めていることが分かる。基本再生産数（R0/R zero）という値がある。これは、集団が未感染者だけだった場合に、1人の感染者が何人に感染させ得るかということを示す数字である。単純に感染性の指標と考えてもよい。新型コロナウイルスの R0 を、WHO は、1.4 から 2.5 であることと発表している。国内では 1.7 程度と見積もられている。この値は、季節性インフルエンザよりも低い。空気感染するウイルスや細菌の場合は、通常 8 以上である。麻疹は 12 から 16、水ぼうそう（帯状疱疹ウイルス）は 8 ～ 10、細菌性の百日咳は 12 ～ 17 といわれている。教科書的には、新型コロナウイルスは空気感染しないと断言してもよいレベルである》と。

　また、「1 ／ 100 作戦」というのを提唱している。《新型コロナウイルスの場合、感染門戸（目・鼻・口）に付着するウイルス量を、ピークの

1／100 にすればよいということだ。接触感染の場合は、手を 15 秒流水で洗えば、たとえ手で感染門戸を触ったとしても、感染する可能性は殆どなくなる。もし、エアロゾル感染が頻繁に起こっているのだとしたら、R0 の値はもっと高いはずであるし、都会においては、通勤電車やバスで密な状態は避けられないので、爆発的な感染が起こってしかるべきである。敵はウイルスではなく、刷り込まれた思考である。私からすると、このウイルスは知識だけで十分防ぐことができる、か弱いウイルスにしか見えない。知識で対抗できることが分かっているのに、それができない現在の状態を、とてももどかしく思っている》と。

　全く、その通り！　重要な指摘である。要するに、1／100 程度に警戒したら良いということ。新型コロナは、並の感染症であると言うこと！


❖　自分の身は自分で守る　みんなコロナと思えばいい

　日本においても、年末辺りから異常な程の PCR 検査陽性者が発表されるようになってきた。低温乾燥の冬期風邪の季節に相まってコロナウイルスの最盛期となってしまった。どのような対策も、もはや、呈を示さず、感染者が増大、一定の重症者・死亡者も予測通りの比率で膨らんできた。加え、政府首脳陣最悪のシナリオの展開で、後手後手対策が空しく響いた。こうなれば、国民一人ひとり、自分の身は自分で守る作戦に打って出るしかない。その為には勉強するしかない！

　感染症の歴史を鑑みるに、筆者の記憶範囲に同様のシチュエーションが想定される。1981 年にアメリカ・ロサンゼルスで、同性愛者の男性が死亡したことで発見されたエイズの発症があった。以来、1990 年代半ばまで、エイズはよく分からない死に至る病として恐れられてきた。その背景には、この病気が突如現れたこと。病原体が不明であり、治療法がなく発症した患者が、急速に死に至ることがあったとされ、新興感

染症として取り扱いされるようになった。またたく間に、世界の国々に広がって死者も多数に及んだ。どの人がHIV（ヒト免疫不全ウイルス）陽性者か分からないので疑心暗鬼にならざるを得ず、しかも感染したらジワジワと死んでいくしかないのである。日本では、感染を恐れるあまり患者に対する差別が生じ、飛沫感染でも病気がうつるのではないかとの不安心理から、エイズパニックが生じた。

感染後2週間程インフルエンザに似た発熱などの症状が出ることがある。その後、症状は収まるが患者の体内ではウイルスが増殖し、この無症候期が10年程度続いた後、エイズとして発症する。当時、米国においては、血中のHIV抗体の有無を検出することで、感染確定をスクリーニングしていたが、HIV抗体が産生されていても検出できないウインドウ期間（ウインドウピリオド・空白期間）があることが判明していた。

その期間は、通常3週間から6週間だが、この感染早期が最も感染性が高い時期にあたる。その期間に採血して、陰性であっても感染なしとはいえないのである。多くの感染者を確定できず、感染は拡大するばかりであった。現時点での、新型コロナのPCR検査でも同様なことがいえる。今日は陰性でも明日の陰性証明にはならないことと似通っている。新型コロナは、HIVより短期にスクリーニング可能なので幾分ラッキーである。

筆者も当時、この感染症に興味を持って、感染管理の専門看護師として勉強を始めたので新興感染症の怖さを十分認識している。当時は、一度かかると完治しないという悪魔の感染症であった。これ程怖い感染症に対峙せねばならない医療従事者、特に、血液を扱う看護師は、想像を絶する毎日であった。感染の介在物は、汗を除く全ての体液とされたが、医療従事者は、血液やら尿・便・痰など毎日扱っていかなければならない。看護業務は、避けられない場面の連続である。自ずと、知識をもって立ち向かわねばならなかった。世界の看護諸姉は、誇りと使命をもっ

て必死に勉強したものである。新型コロナ発症当時も、諸外国において医療従事者の、殉死という事実が報道されていた。感染症パンデミックでは、いつの世でも、生け贄は生じていたものである。かつて、大阪市立桃山伝染病病院においては、ポリオの大流行で殉死された医師・看護婦を悼んだ慰霊碑が正面入口に、ひっそり立っていたのをご存じの方々も居るのではないでしょうか。

　そこで、1996年にアメリカ疾病予防管理センター（CDC）は、隔離予防策ガイドラインを制定し、「感染症の有無にかかわらず全ての患者に適用する疾患非特異的な予防策」を提唱した。不確実な時期に採血して結果を判断するより、全ての患者の血液・汗を除く体液（唾液胸水、腹水、心嚢液、脳脊髄液等すべての体液）のみならず、分泌物排泄物・傷のある皮膚・粘膜などを全て感染源とみなす「スタンダードプレコーション」の理念を打ち立てた。つまり、"人"を隔離することより"物"を隔離するという概念である。あなたも、私も、感染源を有する感染予備軍とする理念である。医療者であっても、そうでない人々も、何時のタイミングにおいても、標準的な感染予防策をもって生活をしなければならないという考え方である。これらの理念によって、感染を受ける被害意識と不安は払拭され、徐々に差別感覚は軽減した。尚、HIV感染は、血液や精液などの体液で感染拡大することが分かってきたので、例えば、スタンダードプレコーション（誰もが行なう標準な予防策）として性交では、コンドームを使用することが教育の一環として浸透した。

## ★ 日本式「スタンダードプレコーション」

　コロナ（COVID-19）にかかって治癒したとしても、以後、同じ感染症にかからないとはいえない。つまり、麻疹などのような終生免疫ができたことにはならない。「抗体がある＝免疫獲得」ではなく、いつまた、感染拡大して感染者になるか分からない。ここに「スタンダードプレ

コーション」享受の必要性と妥当性がある。

　また、HIV感染者は一度感染すると、完治しないまでも、エイズの発症時期を遅らせる、つまり、延命効果のある薬が開発され、パンデミックからは脱却している。しかし今でも多数の感染者は存在し続けているが、れっきとした5類感染症である。

　現パンデミック最中の新型コロナも、ワクチンで、集団免疫や重症化防止を図ることと相まって、治療薬にもっと目を向け開発を推進するべきだと思う。専門家、有識者、首相に厚労省、互いの利権はさておき、もっと、叡智を出し合って、朗報を下さい！　真剣に国民の命と暮らしを護って下さい！

　その間、私達国民も、一杯飲み会・おしゃべり会も控えるし、温泉旅行もしばし我慢するし、社会的分断をおこさないよう隣の人には気を配っていくし……その為には、忍、忍のニューノーマル生活様式を続けていくしかないだろう。「欲しがりません！　勝つまでは！」の時代に生きてきた人々の二の舞にはなりたくないと考える現代人は、この婆だけではないはずである。

## 2. 命の大切さ　人類と感染症の歴史から学ぶ

　人類は紀元前の昔から、さまざまな感染症と戦ってきた。原因も治療も十分に確立されない時代には、感染症のパンデミックは歴史を変えるほどの影響を及ぼしてきた。天然痘、ペスト、コレラ、結核……人類が歩んできた失敗と成功の長い戦い。大量の犠牲者と死者はいつの世も、としよりや子供という弱者であった。その都度、世界の状況は一変していった。

　人口は、極限に減少し、状況は、リセットされていった。感染症の病原体や対処方法が分かってきたのは、19世紀後半になってからである。1882年コッホの結核菌発見により感染原因が究明され……感染症は制覇されたかに思われた。しかし、1970年頃より人類が遭遇したことのない未知の病原菌が出現

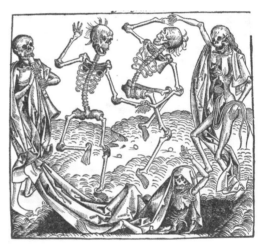

ミヒャエル・ヴォルゲムート「死の舞踏（1493 年）」

し「生」に対し勝利した「死」の踊りを始めた。ウイルスでは、SARS、エイズ、ジカ熱など。細菌では、腸管出血性大腸菌感染症（O157）、レジオネラ肺炎、メチシリン耐性黄色ブドウ球菌感染症（MRSA）、プリオンではクロイツフェルト・ヤコブ病（CJD）などがある。これらの多くは人獣共通感染症とも呼ばれ、もともと野生動物などにいた微生物がヒトに感染したものといわれている。SARS はコウモリ、ラッサ熱は野生齧歯類、高病原性鳥インフルエンザは水禽類が宿主と考えられる。人獣共通感染症は WHO で確認されているだけでも 150 種類以上ある。以

前にはなかった感染症である「新興感染症」や、過去に流行した感染症で一時は発生数が減少したが再び出現した「再興感染症」も問題となってきている。新興感染症ではウイルスを病原体とする感染症が増えてきた。また、結核やマラリアなど、過去に人類に脅威を与えてきた感染症も再び流行の兆しをみせている。

　2020年3月11日、世界保健機関（WHO）は、新型コロナウイルスの感染拡大に「パンデミックとみなせる」と表明した。パンデミックというのは、感染症の世界的な大流行を表す言葉である。これまで人類を恐怖におとしいれたパンデミックを死者数の多い順に9位まで並べると次のようになる。（提供：左巻健男氏）

1位 ペスト（死者数2億人・1347～1351年）
2位 天然痘（死者数5600万人・1520年）
3位 スペイン風邪（死者数4000万～5000万人・1918～1919年）
4位 ペスト（死者数3000万～5000万人・541～542年）
5位 エイズ（死者数2000万人以上・1981～2000年）
6位 ペスト　中国とインドで流行（死者数1200万人・1855年）
7位 ペスト・ローマ帝国の疫病（死者数500万人・165～180年）
8位 ペスト・17世紀の大疫病（死者数300万人・1600年）
9位 アジア風邪（死者数110万人・1957～1958年）

　10番目にパンデミックとなった新型コロナは、未だ終息していない。死者数がどのくらいになるかも予断を許さない。ただ、増加の一途である世界人口が、100年毎にリセットされることにはなるだろう。さらに、このパンデミックにおいても、としよりを狙い撃ちにしていることは確かである。いつの世でも感染症の猛威は、世界をいとも簡単に変える力をもっている。その感染症を理解することは、私達がこの世界で安心して暮らすための第一歩となり得る。

❖ **天然痘**は、天然痘ウイルスによって引き起こされる非常に感染力の強い疾患であり、死亡率は30％にも及ぶ。紀元前にはエジプトのミイラに痕跡がみられる。6世紀に日本でも大流行し、以後周期的流行が繰り返されていた。15世紀になってコロンブスによりアメリカ大陸で流行。18世紀に入りヨーロッパや南北アメリカでは都市化が進んで人口密度が高まり、ヒトだけが感染するウイルス性疾患として大流行した。

1796年にイギリス人医師のエドワード・ジェンナーが種痘法を開発、撲滅に向けての第1歩を踏み出した。集団の免疫力を高める新しい公衆衛生策が提供され、世界にワクチン接種が施行された。ヒトは天然痘ウイルスの唯一の自然宿主であり、ウイルスは環境内で2日を超えてないため、WHOは自然感染の根絶を宣言。1980年には、WHOが天然痘ワクチン接種の中止を勧告した。種痘は、5年後には免疫が減弱し始め、おそらく20年後にはほぼ消失する。再接種が1回でも成功した場合は、残存免疫が30年以上持続する可能性がある。

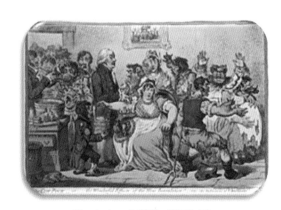

ジェンナーの種痘（1958年）

## 感染史上よりの学び

エドワード・ジェンナーは、種痘法を開発し「ワクチン接種」という用語を残した。人為的獲得能動免疫は、抗原を含んだ物質であるワクチンによって、集団の免疫能を高め、天然痘の世界撲滅を宣言。以後、世界中の感染症はワクチン接種で制圧されるに至っている。

❖　**ペスト**は、クマネズミに寄生したノミから感染するペスト菌による細菌性疾患である。感染率が高く発症すると苦痛や手足の壊死などをもたらし、通常 3 日以内に死亡する。英語で伝染病を意味する PLAGUE はペストを指し伝染病を代表する。別名黒死病は感染者の皮膚が内出血によって紫黒色になることに由来する。致死率は約 7 割で、死者が増え過ぎて埋葬する人手が足りなくなることもあった。古来複数回の世界的大流行が記録されており、14 世紀に起きた大流行では、当時の世界人口 4 億 5000 万人の 22％にあたる 1 億人が死亡したと推計されている。1348 年から 1420 年にかけて断続的に流行し、ヨーロッパで猛威をふるったペストは、放置すると肺炎などの合併症によりほぼ全員が死亡し、治療を試みたとしても当時の未熟な医療技術では十分な効果は得られず、致命率は 30％から 60％に及んだ。イングランドやイタリアでは人口の 8 割が死亡し全滅した街もあった。

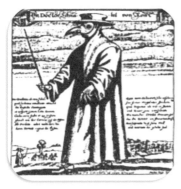

ガスマスクをしたペスト医者
パウル・フュルスト画

　ペストによってもたらされた人口減は、それまでの社会構造の変化を強いられる大きな打撃を与えた。19 世紀末に北里柴三郎によって原因菌が突き止められ、有効な感染防止対策がなされ流行は減ったが、近年でもペストの感染は続いている。

## 感染史上よりの学び

　ペストパニックの広がりを受けて、数世紀にわたる公衆衛生施策の原型が生まれた。水際対策や軍隊による検疫、都市や国全体を隔離する為「防疫線」が導入された。保健当局は疑われる症例を戸別訪問で割り出し、感染者用の施設に強制収容。対人距離を保つため約 1 メートルの棒を持ち歩く「社会距離戦略」が推奨。現在の感染予防対策の基本とされ全世界で継続実施。

❖　**コレラ**は、コレラ菌に感染することで発症する。コレラ菌の増殖には塩分や温暖環境が適しているため、コレラ菌は熱帯や亜熱帯などの沿岸地域に生息する傾向がある。コレラ菌がつくるコレラ毒素は、小腸の粘膜細胞に働きかけ水分の適切な吸収を阻害する。菌で汚染された水や食物、およびコレラ患者の糞便などを介して、病原体を口から摂取することで感染が成立する。このため、基本的なインフラ整備がされていない地域、スラムや難民キャンプ地などの人が密集した場所においてコレラが流行する危険性が高い。コレラの重症な例では、腹部の不快感と不安感に続いて、突然下痢と嘔吐が始まり、下痢便の性状は「米のとぎ汁様」と形容され、白色ないし灰白色の水様便。下痢便の量は非常に多く、

1日数10リットルになることもまれではなく、重症な脱水状態に陥ってしまい、血圧の低下、意識消失などを認めるようになる。下痢にともなう水分喪失と同時に電解質も体外に失われてしまい、けいれんを認めることもある。体内の水分が大量に失われることから、眼が落ち込み、頬がくぼむ特徴的な「コレラ顔貌」を呈することもある。

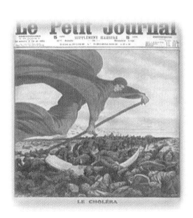

### 感染史上よりの学び

コレラの蔓延によって病気は汚物から感染するという理論が広まり、上下水道などを整備して汚物を除去し感染を予防するという考えが広まった。都市部の暮らしを改革しようと衛生管理意識が高まった。安全な水の供給、衛生設備、ごみ収集、下水処理、換気など、公衆衛生プログラムが実施されるようになった。

❖ **マラリア**は、エイズ、結核とともに、世界三大感染症の 1 つとされている。マラリア原虫という寄生虫が病原体で、これがハマダラカという蚊の雌の吸血によって媒介されて、ヒトを感染させる。現在、日本ではマラリアの流行はないが、アフリカや東南アジアの熱帯・亜熱帯の国々で流行が続いている。WHO の報告書によると、2017 年には 2 億 1,900 万件の症例が発生し、43 万 5,000 人が死亡したと推定。死亡者の 61% は 5 歳未満の子供とされている。

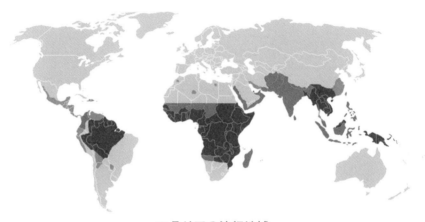

マラリアの流行地域

■ クロロキン耐性・多剤耐性あり ■ クロロキン耐性あり

■ 熱帯熱マラリアまたはクロロキン耐性なし □ 存在しない

## 感染史上よりの学び

マラリア原虫に対するワクチンは開発されていない。
治療は、抗マラリア薬の投与が中心となり、死亡率の低下に寄与している。近年、薬剤に耐性を持つマラリア原虫や、殺虫剤への耐性を獲得したハマダラカが出現してきている。

❖　結核は古代エジプトの紀元前600年頃のミイラなどから人の痕跡がみつかっている。イギリスの産業革命期に、非衛生的で過酷な労働が行われたことから、結核が大流行した。日本でも明治時代の近代工業化のなかで流行した。患者は増え続けて、1936年には日本の死因第1位となり「国民病」、さらには「亡国病」とまで呼ばれるようになった。

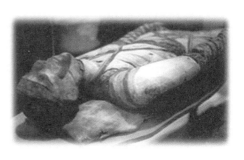

古代エジプトで結核死亡した人のミイラ（大英博物館）

　WHOの報告書によると、世界の10大死因の1つとなっている。2017年には、世界全体で1,000万人が罹患し130万人が死亡している。特に、エイズ患者は免疫力が低下し、結核にかかりやすく、死亡者の中には、30万人のHIV感染者が含まれる。

　結核菌は空気感染しかしない「絶対的空気感染」と呼ばれる。結核菌を含む飛沫核が空気中に浮遊し、これを吸入して、口腔・鼻腔、上気道、気管支を通過して肺胞に到達することで感染が成立するさまざまな器官で細胞内寄生をする。特に、酸素を好むため、肺の空洞で増殖して肺結核となることが多い。結核菌が増殖すると、発熱、喀痰・喀血等の症状が出る。結核菌が血流に乗って、臓器に病変をつくることもある。脳に到達すると、脳を包む髄膜に病巣をつくり、結核性髄膜炎を起こして死に至ることがある。

近年、薬剤耐性をもつ結核菌が出現し難治性を極めている。結核罹患率は高齢ほど高く、基礎疾患による免疫低下傾向にある人も要注意。過去に罹患した高齢者などの再発・再燃する現象は、再興感染症の代表例であり感染発症阻止への注意が必要である。

❖ **ハンセン病**は、人類の歴史上古くから知られ、恐れられてきた病気の１つである。らい菌が主に皮膚と神経を侵す慢性の感染症である。1875 年らい菌の発見者であるノルウェーのアルマウェル・ハンセンが感染症としての感染力の弱さを明らかにした。

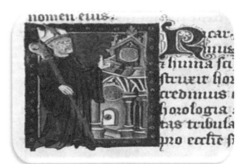

ハンセン病に冒されたパウル・フュルスト画
（1875 年）

### 感染史上よりの学び

既に治癒して身体の変形などの後遺症を持つのみとなった元患者への強制隔離政策は続き非人道的な人権侵害が行われた日本では、2002年に国が公式に謝罪し、治療確立後も強制隔離をつづけた責任を認めて元患者との和解がようやく成立。

❖　麻疹は、麻疹ウイルスによる感染症で高熱、赤い発疹が全身に出るという症状を示す。特に重大なのは、二大合併症とされる麻疹肺炎と麻疹脳炎である。麻疹は、紀元前からある感染症で、かつては天然痘と並ぶ二大感染症として恐れられた時期もあった。空気感染、飛沫感染、接触感染のいずれの経路からも、ヒトからヒトへの感染が可能。免疫を持っていない人が麻疹ウイルスに曝露されると、80 〜 90％程度の確率で感染する。

　現在のところ、麻疹に効く薬剤はなく、症状を和らげるための対症療法のみとなる。そこで、ワクチンによる予防が重要なるが、乳幼児期に2回のワクチン接種が必要。

　麻疹は、2014 年に東南アジアからの輸入例により増加した。2019 年は、8 月半ばまでにそれを上回るウイルスの検出が起こっており、感染拡大が懸念される状況となっている。

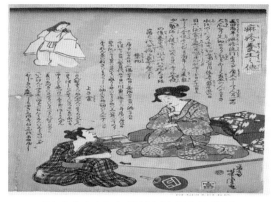

「麻疹養生之伝」（国立国会図書館所蔵）

## 感染史上よりの学び

麻疹ワクチンは、かつて 1 度のワクチン接種で免疫が獲得できていたが、免疫はその後の自然感染により抗体が維持されるもので流行がなく自然感染が起こらないなかでは、抗体が維持されずに発症してしまうケースが出てきた。

❖ **梅毒**は、梅毒トレポネーマによる感染症。性交渉をきっかけとして感染する。昔から知られる STD（Sexually Transmitted Disease 性病・性感染症）の１つであり、治療薬ペニシリンが発見されるまでは、不治の病として恐れられていた。性的な接触によって発症する感染症の総称であり、性器クラミジア感染症、淋菌感染症、梅毒、性器ヘルペス、尖圭コンジローマ、Ｂ型肝炎、後天性免疫不全症候群（AIDs）などが代表例。

梅毒にかかっている患者の粘膜や皮膚と直接接触することにより感染してから、数週間の潜伏期間を経てから全身症状を引き起こす。初期は症状が軽度なため、発見が遅れることもあるが、早くに治療を開始できれば治すことができる。治療を行わないと症状が悪化し、大動脈瘤、髄膜炎や神経障害などが生じて命にかかわる重篤な状態になる場合もある。また、母体が感染していると胎児も感染してしまい、先天梅毒と呼ばれる症状が出現することもある。日本での患者数は減少していたが、2010 年から増加傾向。

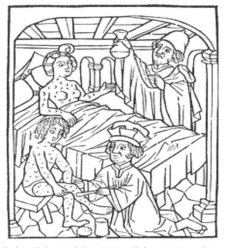

梅毒に罹患した患者に関する最古の図（1498 年）
メディカルイラストレーション（ウィーン）

## 感染史上よりの学び

梅毒を含む STD 感染症は、無症状でも病原体に感染しているため気付かず拡大させてしまうリスクがある。また、HIV 感染と同様に、感染直後には梅毒トレポネーマを検出できないので、感染した時より４週間後頃の検査を勧奨する。

❖　インフルエンザは、これまでに何回かのパンデミックを起こしている。1918 年には「スペイン風邪」のパンデミックが起こり、最大世界で 5,000 万人が死亡した。1957 年には、H2N2 亜型ウイルスによるアジアかぜ大流行世界で 200 万人以上が死亡。1968 年には、H3N2 亜型ウイルスによる香港かぜ大流行世界で 100 万人以上が死亡。2009 年には、A 型 H1N1 ウイルスによる新型インフルエンザ大流行で 1 万8449 人死亡。

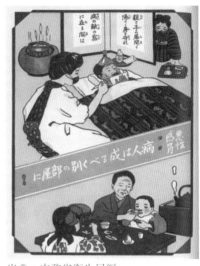

出典：内務省衛生局編
『流行性感冒「スペイン風邪」大流行の記録』（東洋文庫 778）

　こうしたパンデミックの背景には、都市部の人口密集が進んだことと、鉄道や航路などの交通網が発達して人の移動が活発になったことがある。

　インフルエンザウイルスには、抗原性の違いにより、A 型、B 型、C 型の 3 つのタイプがある。このうち、パンデミックを起こすのは A 型のみである。

　A 型は、ヒトだけでなく野鳥を中心に多くの動物に感染する。B 型は、主にヒトでの流行であり、腹痛や下痢の原因となる。C 型は、ヒト以外での流行はみられず、比較的軽症の場合が多い。インフルエンザワクチンは、種痘のような完全な予防が得られるものではない。発症を防ぐことよりも、発症した場合の重症化を抑えることに重点が置かれている。実際に流行しているウイルスと、ワクチンに用いたウイルスの型が異なれば、予防効果は低くなる。

　インフルエンザは、予防のためのワクチン接種が普及し、タミフルなどの治療薬もある。

しかし、それでも子供や高齢者を中心に多くの方が亡くなっている。2019年も1～9月の集計で、すでに3000人超の死亡者が報告されている。

昨年1月には1日平均で死者54人となっており、2010年以降は、増勢の傾向が認められる。気候変動、国際観光流動、高齢化、栄養状態、検査法など、ど

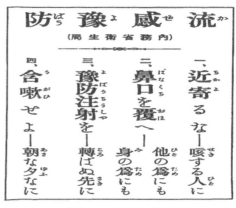

出典：内務省衛生局編

んな変化と連動しているかどうか、気になるところである。新型コロナウイルスの猛威が世界的な関心を集める中、米国ではインフルエンザの流行が深刻化している。CDCの推計では、19年10月以降の今シーズンで死者は1万2000人に達したとされている。米国ではインフルエンザが原因で毎年少なくとも1万2000人以上が死亡。とりわけ感染が深刻だった17～18年のシーズンには患者数は4500万人に上り、6万1000人が死亡した。

## 感染史上よりの学び

新型コロナウイルスの流行を食い止める対策は緊急の課題であるが、犠牲者の数からいえば、高齢化の進んだ先進国では、感染拡大が深刻化しているインフルエンザの封じ込め対策についても、もっと関心が払われるべきであろう。

❖ **エイズ**は、ヒト免疫不全ウイルス（HIV）の感染症である。

　感染後2週間程度インフルエンザに似た発熱などの症状が出ることがある。その後、症状は収まるが患者の体内ではウイルスが増殖し、この無症候期が10年程度続いた後発症する。エイズは、免疫力が低下したことによる日和見感染症が中心である。最も死亡者が多い日和見感染症は結核とされ、エイズ患者の多いアフリカでは、エイズ対策と結核対策がセットで進められている。エイズは、性行為、輸血、母子感染（分娩時、母乳）、注射型麻薬などが感染経路となる。1981年にアメリカ・ロサンゼルスで、同性愛者の男性が死亡したことで注目された。1990年代半ばまで、エイズは死に至る病として恐れられてきた。その背景には、この病気が突如現れたこと。病原体が不明であり、治療法がなく発症した患者が急速に死に至ることがあったとされ新興感染症として取り扱いされるようになった。

## 世界各国における HIV 感染者の割合

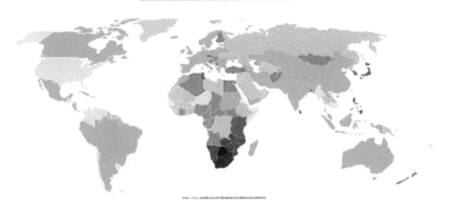

## 世界各国における HIV 感染者の割合

| ■ 15–50% | ■ 1–2% | ■ 0.1%以下 |
| ■ 5–15% | □ 0.5–1.0% | □ 不明 |
| ■ 2–5% | ■ 0.1–0.5% | |

日本では、感染を恐れるあまり患者に対する差別が生じたり、飛沫感染でも病気がうつるのではないかとの不安心理から、エイズパニックが発生した。

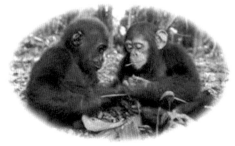
サルを食したチンパンジー？　HIV の起源

　その後、感染のメカニズムが解明され、感染者の発症を遅らせる抗 HIV 剤の開発が進んだ。併せて、性行為時の避妊・性病予防具（コンドーム）の使用により感染を防ぐ等の感染リスク対策の社会的な認識も進んだ。

現在、エイズを死には至らない病に変貌させた。HIV の検査は、血中の HIV 抗体の有無を検出することで感染の確定をする。

　抗体は、外から入ってきた病原体を排除するために免疫系が産生するものだが、多くの人では HIV 抗体が産生されていても検出できない「ウィンドウ・ピリオド」がある。

　その期間は通常 3 週間から 6 週間だが、この感染早期が最も感染性が高い時期にあたる。どの段階であっても伝播は起こるが、抗体を産生するのに必要な時間とされている 6 週間後に再検査を行うべきである。

## 感染史上よりの学び

不確実な時期に採血して結果を判断するより、汗を除く全ての体液を感染対象と見て対策を講じようとする「スタンダードプレコーション」の理念を打ち立てた。
HIV 感染の拡大が止まらない米国 CDC が提唱したこの概念は、全世界に受け入れられ現在もあらゆる感染症の防止対策の基礎理念として踏襲されている。

❖　**プリオン病**は、感染源に細菌、ウイルスなどの微生物が特定されない感染症である。感染性を有する異常型プリオンタンパク質が動物に感染すると体内の正常なプリオンと作用して構造を変化させ蓄積することによって感染が発症する。1950年代頃パプアニューギニアのフォ

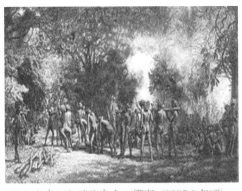

タンナ島における食人の饗宴（1885-9年頃）

ア族では、死者の魂をなぐさめ弔う儀式として人肉を食べる慣習があり、謎の脳疾患の発症が多かったこの病は「クールー病」と呼ばれるクロイツフェルト・ヤコブ病の一種の脳疾患である。日本でも角膜や硬膜移植などで感染が認められ有効な治療方法もなく脅威であった。また、熱に対して強い抵抗を示し従来の滅菌方法では死滅させることができず医療現場で困惑を極めた。ヒトのプリオン病として最も一般的なのが、1996年イギリスで流行した孤発性クロイツフェルト・ヤコブ病である。ウシが発症するプリオン病である海綿状脳症（BSE）は、ヒトの変異型クロイツフェルト・ヤコブ病の原因となっている。

## 感染史上よりの学び

ウイルスより小さく核を持たないプリオンタンパク質という感染因子に世界中が驚き「未知のウイルス」と称した。広範囲の哺乳類種が罹患するという感染症に世界が注目し新興感染症として扱われてきた。

## ❖ スペイン風邪＝インフルエンザ（H1N1 型）に学ぶ

　かつて人類を襲った「スペイン風邪」は、当時の「新型インフルエンザ」で、世界人口が約 20 億人のところ、5000 万人以上もの死者を出したといわれている。

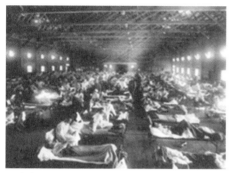

患者でごった返すアメリカ軍の野戦病院

　ちなみに、スペイン・インフルエンザは、H1N1 型で、その後、通常のインフルエンザとして流行し、"ソ連型" とも呼ばれていた 2009 年にメキシコから発生した「新型インフルエンザ」も H1N1 型「スペイン風邪」の際に、当時の人々は H1N 型ウイルスを初めて経験したことになり激甚な被害となったと考えられている。元来その発症地点がアメリカ・カンザス州の米陸軍兵営であったが、当時第 1 次大戦中で戦時報道管制の枠外だった中立国のスペインから情報が世界に発信されたことにより「スペイン風邪」と名付けられ、おおむね 1918 年 9 月末から 10 月初頭にかけて船舶を通じ日本に上陸した。歴史人口学者の速水融氏によると《日本での被害は、当時、人口約 5500 万人だったところ、死者 45 万人にも達し、火葬場もパンク状態となったという。スペイン・インフルエンザは、多数の罹患者を出しながらも、割合でいえば、罹患者のせいぜい 2％、人口の 0.8％という死亡率で、ペストやコレラのように罹患者の数十％が死亡するような病気より『軽く』見られることとなった。そのことは『スペイン風邪』という呼称に現されているが、『風邪』とは全く異なる恐ろしい病気なのである》と述べている。

以下のグラフは、人口 10 万人あたりの死亡率をあらわしたもの。

社会距離戦略を取らなかったフィラデルフィアの死亡率は、10 月中旬

頃に250人を超えた。一方、セントルイスは最大で50人ほどにとどまっている。最大値で比較するとその差は5倍だ。

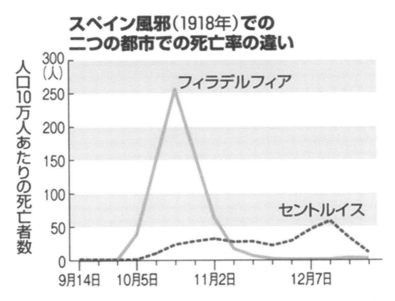

2007年に発表された論文「Public health interventions and epidemic intensity during the 1918 influenza pandemic」より

　市中の発症率がまだ2.2%の早期に「集会規制・行動規制」を実施した結果、セントルイスでは、グラフが示すように、大流行のピークが生じず、患者発生数は平坦なカーブを描いて、医療サービスや社会機能の破綻も起こらず、最終的に犠牲者も少なくて済んだ。これに対して、社会活動への行政の介入が遅れたフィラデルフィアでは、市中発症率が10.8%となってから、「集会規制・行動規制」がされた結果、8週間にわたって大流行の波が市民を襲い、凄惨な被害を出した。

　このセントルイスの事例は、多くの教訓に満ちている。
1.　国の対策だけでなく「地域での流行」に対する迅速で柔軟な対応が重要である。

2.「集会規制・行動規制」は、初期対応のタイミングが重要。急速に
　拡大、集会規制・行動規制も遅きに失すれば何ら効果なし。


　感染拡大抑制を講じた都市では、死亡率が低い一方、製造業での雇用
増加率が高くなるという傾向が見られたのである。早期に、また広範囲
に厳しい感染拡大抑制策を講じれば、多少長い目で見ると低い死亡率と
安定した経済の両方をともに手に入れることができるのである。その逆
に、高い致死率となった都市では、中期的に製造業での雇用増加率が低
くなるという関係が見られた。
　より早期に、より包括的に、より厳しく、そしてより長く感染拡大抑
制を講じれば、中期的に製造業での雇用増加率を上げ、銀行の資産、耐
久財消費にもプラスとなる。
　スペイン風邪流行時のデータを用いた回帰分析によれば、感染拡大抑
制策を 10 日早めに導入すると、感染収束後に製造業の雇用者数は 5%
増加する。また、感染拡大防止策を 50 日長く実施すると、感染収束後
に製造業の雇用者数は 6.5% 増加するという。


　新型コロナウイルス対策では、感染拡大抑制の効果と経済への悪影響
とのバランスが常に議論されている。強い感染拡大抑制策によって人々
の生命や健康が損なわれるリスクを軽減できるメリットと、経済に悪影
響を及ぼすというデメリットとを比較して、最適な施策を決めることは
簡単ではなく個々の価値観によって異なる。経済活動の悪化が飢餓、治
安悪化などを通じて死者の増加につながるような低所得国では、経済に
配慮して緩めの感染抑制措置がとられるケースが見られる。一方、主要
国では、感染拡大抑制の効果に重きを置いた政策が相対的に講じられや
すい。先進国においては、「強い感染拡大抑制措置は、多少長い目で見
れば経済にプラスになる」という認識が徐々に広がってきたようにも見

受けられる。この際は、感染拡大抑制の効果と経済への影響とが必ずしもトレードオフの関係にならない。

新型コロナウイルスへの有効な治療薬やワクチンができるまでは、ソーシャル・ディスタンス（社会的距離）などの感染拡大抑制策でつなぐ。このことは、1918年スペイン風邪当時と変わらない。14世紀のペストの大流行時とも大きく変わらない。学校、劇場、教会の閉鎖、集会や葬儀の禁止、店の営業時間制限など対策は当時と基本的には同じ。スペイン風邪は1918年1月から1920年12月まで2年間続いた。

### ★ 拙速な経済活動の再開が感染の再拡大を招くことに警鐘を鳴らす。

また、多くの経済学者は、感染拡大の抑制が多少長い目で見れば経済の悪化をもたらさない、ということを指摘し始めている。

日本での感染拡大抑制策は、中国や欧米各国よりも遅れて始まり、より緩めであるという特徴が指摘できる。その反面、対策の実施期間はより長く経済活動再開はより遅れやすいと考えられる。そのことは一面デメリットではあるものの、他国の出口戦略の効果を見極めて自国の政策を決めることができる。

スペイン風邪が終息して約2年後に、対処に当たった当時の内務省を編として出された報告書『流行性感冒「スペイン風邪」大流行の記録』では、スペイン風邪の日本における流行を第1回、第2回、第3回の3つに分けている。

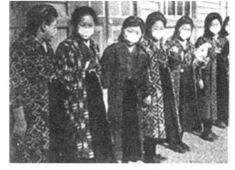

マスクをつける日本の女性たち

《本病の死亡者数は大体において発生患者数と相平行して増減ありといえども、患者に対する死亡比例は最初低く、流行の経過とともに漸次その率を増せり（中略）かくの如く患者に対する死亡率の漸次増加を

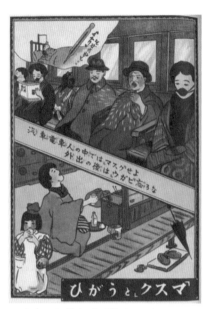

患者の隔離を呼び掛けるポスター
（1920年）

示したるゆえんは、大体において病勢に関係せるものにして、初期においては虚弱者、老幼者を除きては死亡するもの少なかりしも流行の経過とともに病勢悪変し肺炎を併発する者多く、これがために虚弱者のみならず強壮者にて倒れたる者少なからざりし、その他種々の後発症により死の転帰を取りたる者多数あり》。つまり、最初は身体弱者に死亡者が多かったが、感染が拡大するにつれて体力のある者でも死亡するようになるという事で、これは現在のコロナ禍における事例とよく似ている。感染者数が増大するにつれ犠牲者は壮健な者にも及んでくるという故事は、あらゆる感染症に例外ではない。内務省の記述では、第2回の流行が最も死亡率が高いとし、第3回は残存する未感染地域の地方や郡部が主だとしている。第2回の流行では、第1回で感染していないものは比較的重症になりやすく第1回で、すでに感染している者が「再感」した場合は軽症とある。

第1回流行（1918.8-1919.7）

　感染者：2116万人、死者：25万7000人、死亡率：1.22％

第2回流行（1919.10-1920.7）

　感染者：241万人、死者：12万8000人、死亡率：5.29％

第3回流行（1920.8-1921.7）

　感染者：22万人、死者：3600人、死亡率：1.65％

　この数字を見る限り、第1回流行での感染者が圧倒的に多いが、死亡率は1.2％強。遅れてやってきた第2回流行では感染者数は第1回の10

分の 1 程度だが致死率は約 4 〜 5 倍の 5.3％弱にも及ぶ。最終的に速水融氏によれば、日本内地の総人口約 5,600 万人に対して約 45 万人が死亡。

　総人口に対する死亡率は 0.8％となっている。第 1 回の流行では感染せず免疫を獲得できなかった者が、第 2 回の流行で直撃を受け、重症化し死に至ったことが推測される数字となっている。これを以て「新型コロナウイルスには早期に感染し、免疫抗体を獲得した方が得」との教訓を導き出すことはできないが、「パンデミックは数次にわたって起こる」こと「パンデミックの波の後になればなるほど重症化する例が多い」というのは、スペイン風邪のたどった揺るぎない事実である。つまりパンデミックは津波のようなもので、第 1 波が押し寄せて収まったと思ってもまたすぐに第 2 波、第 3 波が来る、という事実を示している。この法則を、現コロナ対策に採用すれば、仮にパンデミックが夏にいったん収まったと仮定しても、第 2 波の発生をすぐに警戒しなければならない。パンデミックは、1 回押し寄せただけでは足らず、第 1 回で感染しなかった者や感染者数の薄い地域を狙い撃ちするかのように第 2 回以降が発生する可能性があることは、スペイン風邪の経緯から学び取れる重要な教訓である。ちなみに速水によれば『前流行』と『後流行』の致死率の差に着目し、ウイルスの毒性に変化が生じた可能性に言及しているが、実際のところウイルスが変異したかについてはよく分かっていない。いつの時代にも未知の感染症は不確実である。

　100 年前も現在も未知のウイルスに対する感染予防策は大きくは変わっていない。地震、津波と同様に人類はウイルスとの闘いを繰り返し、多くの犠牲を払いながら乗り越えてきた。大切な事は歴史の教訓を記録に残し次に生かすことだと考える。

## 3. すべてをちぢこまらせてどうするの

・頭が働かないと全ての人は無気力になる、

　　　　　　　としよりは直ぐボケる

・体が働かないと全ての人は無筋力になる、

　　　　　　　としよりは直ぐコケる

・食べられないと全ての人は餓死する、

　　　　　　　としよりはその前に餓死する

・仕事と収入がないと全ての人は絶望し、

　　　　　　　としよりはその前に消失す

❖　"不要不急の外出自粛"で高齢者の健康が蝕まれるよ！

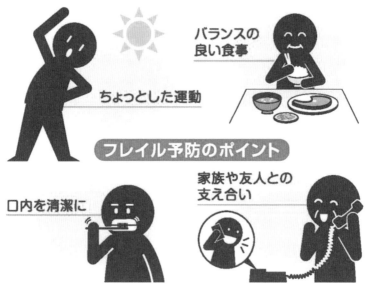

自粛生活の中でフレイルを予防するためのポイント
－日本老年医学会による－

新型コロナウイルス感染症（COVID-19）の拡大で、「不要不急の外出自粛」の要請が一段と高まるなか、心配なのが健康への影響だ。とくに高齢者は長期間、自宅に閉じこもることで筋力低下や精神的ダメージにより健康を損ないやすく、命を縮めることにもつながりかねない。動かない時間が増えると、身体や頭の働きが低下し、歩くことや身の回りのことなど生活動作が行いにくくなったり疲れやすくなったりして要介護の手前の段階を示す、「フレイル（虚弱）」と呼ばれる状態が進んでしまう。フレイルが進むと回復力や抵抗力が低下する。感染症も重症化しやすい傾向がある。動かない時間を減らし、軽い運動でフレイルを予防し抵抗力をつけることが重要になる。一番の心配は、筋肉が減少して体力が落ちること。

　高齢者は日々体を動かすことで、筋肉量や体力を維持している。

　また、骨に負荷や筋肉を伸縮させることにより、一酸化窒素（NO）や、さまざまなホルモン様物質が作られ、血管が拡張して心臓の働きが良くなる。

　そして血圧の上昇や万病のもとの慢性炎症が抑えられ、心臓血管、肺、脳神経など内臓の働きを良くして運動能力を維持している。そのリズムが狂うと簡単に体力と運動機能が落ち、年齢によっては一度失った筋力や体力は取り戻すことができず、その後の生活に大きく影響する。

　また、高齢者の筋力低下や運動能力低下はふらつきの原因となり、骨折リスクを高める。高齢者が体を動かさなくなると、骨や筋肉が衰えるだけではない。脂肪が増え体重も増加すると血糖値は乱れ血圧も高くなる。

　さらに、加齢で弱った心臓への影響もある。さらに、足を動かさないでテレビを長時間見続ける生活が定着すると、静脈血栓塞栓症（エコノミークラス症候群）で亡くなるリスクが高くなる。5時間以上では2.5倍に上るという。

脚などにできた深部静脈血栓が血流に乗り、肺の血管を詰まらせて胸痛や呼吸不全を起こす。また、運動不足はもとより孤独や社会的孤立などの精神的ストレスは、脳神経の働きを衰えさせ、認知症のリスクを高める。

これら、一連の関連リスクは、外出自粛で高齢者の健康が蝕まれる虞<sup>おそれ</sup>を十分に孕んでいる。ちぢこまって生活することでの健康障害と、新型コロナに感染して死亡するリスクとを常に念頭におかねばならない。

## ❖ 免疫力アップの生活様式

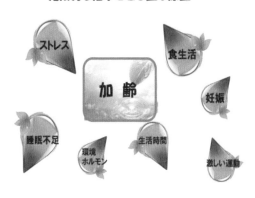

免疫を司るＴ細胞やＢ細胞、リンパ球などの免疫細胞は、加齢とともに分化する力が落ち、正常に働く免疫細胞が減ってくる。加え、新たに生まれた免疫細胞自体の機能も若い頃より低いため、年を重ねるにつれて免疫力が落ちてくる。しかし、免疫力は様々な異物や病原体などに曝されながら徐々に獲得していくもの。乳幼児らは免疫を獲得する過程にあるため、感染症にかかりやすく、妊娠中は免疫力が下がった状態。冷えも慢性ストレスの１つ。体が冷えると血管が収縮して血流が悪くなる。免疫力の低下には加齢以外にも、ストレスや環境が影響を及ぼすといわれている。同じ環境下でも感染者と非感染者がでるには自己免疫力の違いと言われている。免疫力を落とさない生活様式にチェンジできる？

46

## ★ 質の良い十分な睡眠を確保

　レム睡眠とノンレム睡眠という働きの異なる2つの睡眠が交互に繰り返されることによって、疲労した脳は休息し回復する。2つの睡眠の周期である90分区切りで起きると目覚めが良いとされる。また、体が疲れたら勝手に眠くなると思われているが、「疲れたから寝る」と意識しないと眠くなるスイッチが入らない。一方、生体が細菌やウイルスに感染すると、サイトカインなどの生産を促進させ免疫学的な生体防御反応を誘発し、発熱とノンレム睡眠を引き起こす。風邪などの病気にかかると眠くなるのは、免疫系が活発になっている状態といえる。十分な睡眠が取れないと免疫システムが生産する抗体などが制限され、感染症を撃退する身体能力は低下する。

## ★ 適度な運動を意識的に取り入れる

　エスカレーターを使わず階段にする。1つ前のバス停で降りて歩く。デスクワークの合間に大きく伸びをする……など、少しの意識を持つだけでも効果的。ヨガ教室やトレーニングジムに通う時間がなかったとしても体が目覚める。お昼休みに会社でラジオ体操も！オススメ。

　体力、性別、年齢、運動経験や健康状態など、運動する人の身体条件で健康維持に適切な運動強度は変る。ウォーキングやジョギングなどの有酸素運動は、10分程度の運動を細切に行っても効果がある。

## ★ ときには湯船にゆったり浸かる時間を作る

　免疫力を高めるには、体の巡りをよくして冷やさないことも大切。どんなに忙しくても、時には湯船にお湯をはって血行をよくしよう。

## ★ いつもの生活に "笑い" のひと時を

　笑うこと！これって実はとっても大切なこと。「ストレス解消には笑

うことが一番の薬」と言われる程その健康効果はあなどれない。

「友達と電話でお喋りして笑う」といったことや「帰宅後にテレビを見て笑う」も、もちろん良い。また、作り笑顔でも効果があるそう。

大声で思いっきり笑うことが最も効果的！　吉本新喜劇を見た人とそうでない人のＮＫ細胞（ＮＫ細胞：がんをやっつける免疫細胞）を比較した実験で笑いの効果が立証されたとの報告もある。

## ★「同じ時間に起きて、同じ時間に就寝する」を繰り返す

一番の基本は、規則正しい生活リズムを作ること。これを繰り返すことで、体内時計を整えてキープさせることができる。体内時計がずれてくると、時差ボケのように体調が不安定になり全身の不調につながりやすくなる。まず、「同じ時間に起きて、同じ時間に就寝する」を繰り返すことから始めよう。

夜は夜更かしをやめて、10分でも早めにベッドに入る。朝は惰眠をやめて大きく伸びをして10分だけ早く身体を起こす。これだけの努力でも、体内時計を整えることに繋がる。

## ★　1日の始まりは、太陽の光を浴びることからスタート

朝、太陽の光を浴びることによって、目覚めのスイッチが入る。これは、体内時計におけるズレをリセットする役割を果たしてくれる。光を浴びると、脳が「今が1日の始まり」だと認識する。朝起きたらカーテンは開けるもの。窓を開けて空気の入れ替えをするということを意識的に習慣化しよう。

## ★ 腸内環境アップの食品をたくさん食べよう！

コロナに対抗するため、大量の抗体を作り出すには、腸内環境の健全化が求められる。腸内が健康に保たれていれば、免疫システムの機能も

最大限活性化され、コロナ撃沈に向けての強力な武器になり得る。しかし、やみくもに何でも食べれば良いというわけではない。コロナにもの申す為には、免疫力アップの食品を効率よく、頭での消化も踏まえて摂取していく必要が大切となる。以下、具体策を列挙してみる。

### ★ 感染症の予防には食肉が効果的？

戦後日本人の寿命は、結核など感染症の激減などにより飛躍的に延びた。その背景には、動物性食品の摂取増による栄養状態の改善が大きい。免疫は外部から侵入する病原菌やウイルスと戦い、これらを排除して病気を防ぐ体の防御システムである。免疫系が働かないと、体はさまざまな病原菌やウイルスに占領され、

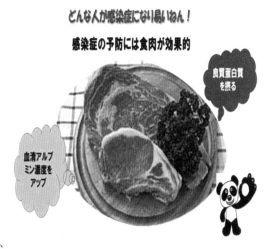

やがては死に至る。免疫系が完全に破壊される病気がエイズ（AIDS—後天性免疫不全症候群）で、健康な人には無害な菌にも簡単に感染し、体中が菌に侵されてしまうことが知られている。感染症が減った理由は、抗生物質の開発だけではない。

栄養状態の低い国ではいくら抗生物質を使用しても効果が見られない。

感染症対策では、抗生物質と並んで栄養、とくに良質のタンパク質の摂取が重要である。タンパク質が十分なら免疫も強化され、細菌やウイルスなど感染症の原因に立ち向かえるといわれている。

現在も開発途上国では、タンパク質などが不足した低栄養状態から、麻疹や結核が重症化している。また、各国のタンパク質摂取量とB型

肝炎ウイルスの感染率を見ると、低タンパク質の国ほど感染率が高い状態である。

　タンパク質の摂取状態を知るには、血液中のアルブミン量を調べるのが一般的。血清アルブミン濃度が低ければ免疫力も下がり、感染症にかかりやすくなる。血清アルブミン濃度が高い人は肺炎にかかりにくく、反対に低い人は肺炎や傷の治りが遅いといわれている。

　具体的に免疫力アップにつながると言われている食品を以下に評価する。

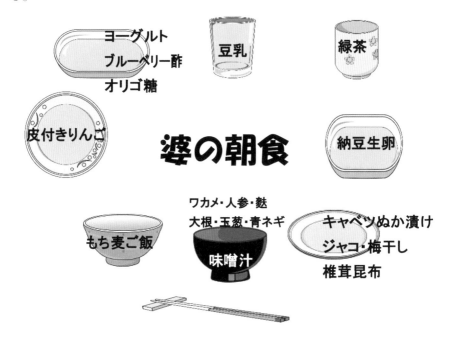

●もち麦ご飯：もち麦の「大麦β‐グルカン」という水溶性食物繊維は、腸内の善玉菌のエサになって腸内環境を整え、免疫力アップにつなげる。また、大麦β‐グルカンには、食後の血糖値上昇を抑える機能がある。

　ご飯は、LPS（リポポリサッカライド・「糖脂質」あるいは「リポ多糖」）を多く含む金芽米（亜糊粉層を残した玄米に近いが特別に美味

しい精米）を食べると良い。LPS とは、体内でウイルスや異物と最初に戦う免疫細胞の働きをサポートし、身体を守ってくれる大切な成分。LPS は、摂取不足になるとアレルギー症状を発症するので「免疫ビタミン」とも呼ばれている。

●**生卵**：「完全栄養食」とも呼ばれるほど栄養価が高い。実際、良質なたんぱく質やビタミン、ミネラルをはじめ、私達の身体にとって必要不可欠な成分がバランスよく含まれている。卵1個で1日に必要な栄養素をどれほど摂取できるか。以下に、卵1個に含まれる栄養素が、1日に必要な栄養素を何％補うのかを紹介。

・たんぱく質…7.4g（12％）・ビタミン A…90μg（10％）・ビタミン D…1.1μg（20％）・ビタミン E…0.6mg（9％）・ビタミン B12…0.5μg（21％）・葉酸…26μg（11％）・ビオチン……15.2μg（30％）・鉄 1.1mg（15％）　＊卵は鶏卵（生）の数値を参照

●**納豆**：納豆は、糖質・脂質・たんぱく質・ビタミン・ミネラル・食物繊維の6大栄養素をバランスよく含む食品。加えて、大豆由来の機能成分と納豆菌によって生成される機能成分を摂ることができる。大豆を発酵させる納豆菌は、ナットウキナーゼという酵素に血栓を溶かす働きがある。

　昨今、コロナ禍で納豆菌の免疫賦活作用に対する関心が高まっている。

●**ぬか漬け**：微生物が新たに生み出したビタミン類が野菜に移行。生の野菜より栄養価が高く、米ぬかの乳酸菌や酵母なども免疫アップに有効である。

●**豆乳**：植物性タンパク質が30％程度含まれており、その殆どが水溶性。牛乳に比べ、低脂質、低糖質、低エネルギーである。

●**ヨーグルト**：牛乳の栄養に乳酸菌の働きによる効果をプラスしたもの。腸に生きて達した乳酸菌やビフィズス菌は、乳酸や酢酸を作り腸内の悪玉菌を抑えて有害な物質が作られるのを防ぐなど、お腹の調子を整える

働きがあり、便秘が解消されお肌にもよく、腸内環境を良好に保つ作用がある。

　乳酸菌やビフィズス菌が生きて腸に届かなくても、菌体成分（死骸）が血圧や血清コレステロール値を下げるなどの働きがあることも分かってきた。

　小腸には人間の免疫作用を司る免疫細胞の60％が集まっており、乳酸菌・ビフィズス菌が免疫力を高め、がんやインフルエンザなどの感染症に対する抵抗力を高めることも報告されている。いずれも、商品・菌株によって期待される働きや効能に若干の相違がある。

●ブルーベリー酢：酢酸菌はアルコールから酢酸を生産することによって、pHを低下させることでほかの微生物を近寄らせない環境をつくり、防腐や静菌・殺菌のはたらきをする。どんな原料を使って酢酸発酵させるかによって、できあがるお酢の種類が変わる。代表的なのが「純米酢」で、その名の通り、お米からできたお酢のこと。また、大麦などから麦芽酢、玄米から黒酢、りんごからりんご酢、ブルーベリー果汁からブルーベリー酢ができる。

●オリゴ糖：口から入った食べものは、通常は唾液や胃液などの消化酵素によって分解されて消化・吸収されるが、オリゴ糖は消化酵素ではほとんど分解されず、糖質として体のエネルギーになりにくい。

　大腸に届いたオリゴ糖は、ビフィズス菌のエサとなりビフィズス菌を増やす。ビフィズス菌が増えると、ビフィズス菌が酢酸・プロピオン酸などの有機酸を生み出し、腸内が弱酸性に傾き、腸内の悪玉菌の活動が抑えられ、腸のぜん動運動が活発になるので、便秘の改善・腸内環境アップにつながる。腸内環境が整うことで免疫力のアップにつながる。

●ジャコ：いわし類（片口いわし、真いわし、うるめいわし）の稚魚を、水揚げ後、食塩水の釜で茹で上げ、天日に干して乾燥させたもの。カルシウム、ビタミンDなど豊富に含まれる。

●梅干し：古来より「1日1粒で医者いらず」と言われ、日本人に親しまれてきた梅。梅由来のクエン酸を関与成分に含む機能性表示食品は「疲労感の軽減」「降圧作用」の表示数が増加。またコロナ禍では、梅肉エキスが持つ免疫細胞活性化や殺菌・抗菌作用などの機能性が再評価されている。

●椎茸：きのこ類に含まれる有効成分ベータグルカンは、きのこや酵母などの細胞壁に存在する食物繊維の仲間で、摂取されても消化分解されないどの種類も 100g で 20kcal 前後と、非常に低カロリー。それだけではなく、きのこには栄養も豊富に含まれている。

1. ビタミン B1・・・疲労回復。糖質の代謝を行い脳や神経系を維持する。
2. ビタミン B2・・・美容のビタミン。皮膚や粘膜を健やかに保つ。
3. ビタミン D・・・カルシウムの吸収を促進する。骨を丈夫にする栄養素。
4. ミネラル・・・骨や体を作り、体の調子を整える。
5. 食物繊維・・・不溶性の食物繊維で、ぜん動運動を促し便秘を解消する。
6. β‐グルカン・・・細菌やウイルスに対する抵抗力を高め、大腸がん予防。

●昆布・ワカメ：海藻類のフコキサンチン・フコイダンは黒い色を呈し、この色素成分からは、強力な発がん抑制効果がある。ぬめり成分である、フコイダンにも抗がん作用や、NK 細胞を活性化し免疫力を高めることが判明。

　ビタミン C や、E、ベータカロテン、食物繊維、ミネラルなども豊富。

●味噌汁：味噌は、大豆と米、または麦を主原料として醸造される。主原料の割合によって味噌の栄養価は多少変わるが、たんぱく質、炭水化物、脂質、ビタミン、ミネラル等で、体調を整えるのに必要な必須アミ

ノ酸が10種類以上も含まれている。味噌自体の栄養に加え、味噌汁の具材としてさまざまな食品を合わせることで、栄養価をアップさせることができる。ちなみに、野菜を茹でると栄養分が茹で汁に流れでるといわれているが、味噌汁の場合は汁ごといただけるので、栄養を丸ごととれるというメリットもある。

●**りんご**：クエン酸、リンゴ酸といった有機酸を多く含み、胃腸の働きを良くし、殺菌作用などの効果がある。また、乳酸を減して、疲れを取り除き、肩こり、腰痛の防止にも効果があります。また、カリウムなどが体内の塩分を排出する働きがあり、高血圧に効果があると言われています。リンゴの皮にはベクチン・ポリフェノールが多く含まれており、整腸作用を促しコレストロールを排出し、便秘を防ぎ大腸がんを予防する効果がある。

●**緑茶**：健康成分として挙がるカテキンは、植物中に数千種類あるといわれる「ポリフェノール」の一種で、緑茶の渋みの主成分。ダイエットや、血圧、血糖値の抑制から、抗菌、抗ウイルス効果（インフルエンザ予防）にいたるまで、さまざまな効果があると言われている。その特徴は、さまざまな菌・ウイルスに吸着し撃沈させる攻撃力である。他方、体内で生まれる活性酸素を消去する抗酸化機能と、ストレスや紫外線、疲労などによって発生した活性酸素を消去する作用が期待できる。多くの科学的知見は、整いつつあるが、兎に角、朝の温かい一杯は命の目覚めとも言える日本の文化である。

## ❖ 自己診断能力とかかりつけ医が必要

　自己診断能力の「診断行為」は、医師の独占業務ではなく、新型コロナで受診するかの判断に、自己診断能力が必須となるということ。

　この行為は時として自己救命にもなり得る。また、大切な家族を護ることに繋がる。まずは、風邪の3症状である「咳」「鼻水」「のどの痛

み」をチェックする。この３つの症状がそろっていれば、ほぼ風邪だと自己診断していい。熱があって起きているのがつらければ、周囲にうつさないためにも休んで寝ている方が良い。風邪は万病の元、まず、感染症であるということの認識が重要である。風邪症状で発症する病気は少なくない。決して、慌てて病院受診を考える必要はない。受診は時として「害」になる。

　これら自然治癒力の推進は、200 年前にナイチンゲールが唱えた風邪の療法である。熱があるときは、病気との闘いの証なので無理に解熱させてはならない。室温は快適な気温に、換気を良くして、多めに水分を取るように、食事は消化に良いものを心がけて、食欲がなければ無理に食べる必要はない。全て、患者の自然治癒力の発動を助けることができればあとは、おとなしく寝ているだけでいい。通常の風邪なら２〜３日程度で自然に治るはず。咳やクシャミなどの感冒症状が現れた場合、"その原因は「カゼという病気」があるからだ" と考えるのが医学一般の考え方。しかし、看護では、咳やクシャミは "身体にとって不要なものや害となるものを取り除こう（体外へ吐き出そう）とする「自然の努力」の現れ" と解釈する。さらに、「病気とは、身体内部で働く自然の努力の現れである」という視点で症状をみるため、生活環境を整えて、患者の自然治癒力の発動を助けることを援助したら良いのであると伝えている。つまり、風邪は自己診断して自然治癒させるものであるとの考え方を示していたのである。

　しかし、今回の新型コロナウイルスは一筋縄では捉えきれない。普通の風邪かと油断したら、あっという間に重症化してしまう。免疫抗体を総動員して自然治癒力をもって何とか鎮めるしかない。

　この際、近隣にある内科（内科・小児科・外科・レントゲン科）など複数の診療科を標榜しているクリニック、勿論、単科標榜でも良いが、かかりつけ医として普段からお付合いをしておく方が良い。

この度のコロナパンデミックは、やがて、指定感染症から外れて、季節型インフルエンザ並みになるでしょう。もともと、感染力は強いが毒力死亡率は低く、怖い感染症でないことが分かってきているので、何回か波はあるけど、やがて、季節型の風邪になっていくでしょう。

　そうなれば、インフルと同様、かかりつけ医の存在が、多くの感染者の救世主となり、コロナパンデミック収束の立役者になるだろう。

　高齢者の方や呼吸器、循環器、糖尿病など基礎疾患をお持ちの方は、必ず、かかりつけ医をお持ちください。そうでない、健康に自信のある方も、年に1～2回は、健康診断・相談のためお付き合いしておくことをお勧めする。その際、病床をもっている病院の外来ではなく、ご家族全員で受診もできる、ファミリークリニックが有効である。

　最近は、町のお医者さんも跡継ぎが少なくなり、閉院に押しやられることもあると聞き及ぶ。皆保険の普及に相まって、少し前までは、かかりつけ医は普通にあり、日本人の良き習慣であった。

**かかりつけ医とは**：なんでも相談できる上、最新の医療情報を熟知して、必要な時には専門医、専門医療機関を紹介でき、身近で頼りになる地域医療、保健、福祉を担う総合的な能力を有する医師のことを指す。

**かかりつけ医機能**：日常行う診療においては、患者の生活背景を把握し、適切な診療及び保健指導を行い、自己の専門性を超えて診療や指導を行えない場合には、地域の医師、医療機関等と協力して解決策を提供する。

　診療時間外も、協力して休日や夜間も患者に対応できる体制を構築する。日常行う診療のほかに、医療を取り巻く社会的活動、行政活動に積極的に参加するとともに保健・介護・福祉関係者との連携を行う。

　また、地域の高齢者が少しでも長く地域で生活できるよう、在宅医療の推進による、在宅看取り体制拡充などを構築していく必要がある。

　患者や家族に対して、医療に関する分り易い情報の提供を行うかかりつけ医の存在が、多くの医療難民を救うことに直決すると考えられる。

# 4. 真剣にコロナに立ち向かうには

　緊急事態宣言は伝家の宝刀だっせ。軽々しく何回も発出するものではない。2回目には、だんだん慣れてきて、言うこと聞かなくなるのは人の常。諸外国においては、ロックダウンというのを何回もして、国民を縛り付けて、違反者には、罰則・罰金を科してると報道されている。それを真似て日本でも実行しようとするのかい？　なんと、嘆かわしい！自国の民を信じられんのかいな?!　前回宣言時に、パチンコ店がどうしても閉店要求に応じてくれないとある知事さんがつぶやいて、ある大臣が同調し罰則を科さねばと思い世論を煽って、この有事の最中に感染爆発をそっちのけに実行した。一方、罰則慎重論に対し「罰則を直ちに適用したケースはない。対策の実効性を担保するため」と。こんな大切な時期に、感染後でもゆっくり検討したらいいものにと……。

　本気かいなと卒倒しそう！

　この度の、新型コロナ騒動も、端を発する所は、指定感染症にしたことや。2月の時点は、コロナが何者やらさっぱり分からず、取り敢えず、国民を守ろうとしたのは、十分理解できるし評価に値する。その後がアカンかった！　周囲のガセネタばかりに振り回され、責任逃れやら、支持率とやらにしがみつき、大切な国民の命と生活を守れんかった。有事の際には、大将が己の頭で考えて、決断しなければならない。命を守る時なのか、経済を回すときなのか、どちらも大切でかけがえのないものである。しかし、大事なのは柔軟な思考力である。しがみついてては両方を無くしてしまう。その時々に、スパッと切るものは切る。命の大切さは、どの時点でも、繋いでいかねばならない唯一のもの。しかし、有事の際には断ち切ることもある！　それは、その当人が第一義的にきめること。死にたくないと思ってる人を切ったらアカンがな！　もう良いでしょうと思ってる人には、悪魔の生け贄になってもらっても良いと考

える！　人間、元気に産声上げて、さんざん生きてきて、寿命が尽きれ
ば、静かに息を引き取りたいと願うもの。少なくとも、このお婆は、僅
かなベッドを占領し、死ぬのを待たれたくはないと心に決めている。

　真剣に狡猾なコロナに立ち向かうには、中途半端が一番命取りになる
で！

## ❖　経済を瀕死にさせてはいけない

　現首相は、元旦に放送されたテレビ番組で、新型コロナの感染拡大防
止と社会・経済活動の両立に全力を挙げる考えを強調していた。

　この時点までは、自らの理念で突き進む考えであった。アクセルとブ
レーキを同時に踏みながら着実に前進していく難しい政策を選択し、可
能性を信じていたのであろう。しかし、翌日には、見透かされた如く、
東京都の知事と埼玉、千葉、神奈川各県の知事が、経済再生担当相と会
談し、新型コロナウイルス特別措置法に基づく緊急事態宣言の発令を政
府に要請した。昨年 12 月 31 日に東京都で新型コロナウイルスの新規感
染者数が 1 日で 1,337 人の急増を見せたこと等から、政府もより強い対
策を講じる必要に迫られた。4 日の年頭、緊急事態宣言の検討に入った
ことを明らかにした。Go To トラベルの一時停止と同様に、後手に回っ
た感は否めない。経済への悪影響を警戒した結果なのではないか。政府
内では、緊急事態宣言の効果に懐疑的な見方もある。確かに、強制力が
弱い現在の特措法のもとでは、緊急事態宣言の発出で感染抑制に絶大な
効果を発揮する保証はない。昨年 5 月の発出時と比べて、その影響力は
小さくなる可能性はあろう。人々の危機意識が低下していることもあ
る。しかし、発出が個々人の行動を変えるアナウンスメント効果は期待
できるだろう。緊急事態宣言の発出によって経済活動には大きな打撃が
及ぶことは必至であるが、現在の急速なウイルス感染の拡大や変異種の
拡大を踏まえれば、それは仕方ないだろうと。政府はこの状況下で無理

に Go To トラベルのように景気浮揚策を講じることは妥当でなく、ま
たその効果も期待できない。真剣にそのように判断してのこととは、思
えない節も伺えるが……。

　現状では感染抑制に軸足を置いた政策を講じることに舵を切った。


　しかし、このお婆は違うと思う。経済のことは基本的に無知であるが
現時点の感染状況で緊急事態宣言の発出によって、経済活動に打撃を及
ぼすことは得策ではないと考える。さらに、このような緩さで、宣言中
止をどの時点にするのかも、定かでない中、だらだらと生殺し状態では、
着地点が益々混迷を極め、収集がつかなくなるのではないかと危惧され
る。

　そんな中で、通常国会で特措法の改正を通じて、緊急事態宣言の強制
力を強めることを目指すべきとは考えられない‼　こちらに進めば、後
手の上塗りになってしまう！　本当に今、緊急事態宣言軽々しく発出す
る必要があったのか。知事達がいくら束になって進言してきても、ここ
で、しっかりと国民一人ひとりにとって何が重んじられるのか熟慮する
必要があったのではないか⁈

　新型コロナウイルスの正体がある程度分かってきて、ワクチンの目処
も立ってきた今、過剰に怖れる必要がないと考えられる。さらに、日本
を含む韓国、台湾など東アジアでは欧米に比べ死者数は圧倒的に少ない。
つまり、日本と欧米とではコロナ対策や経済政策において同調の必要性
はないと考える。飲食店の時短要請をいくら強化しても、所謂、費用対
効果は薄いと考えられる。経済を抑止することと、人の移動や唾液の飛
沫防止効果にどれほどのエビデンスがあるか、検討のしようもないが、
少なくとも経済的困窮や社会的つながりの希薄化を背景に、自殺の道を
選ぶ人を救えることは確かであろう。ある経済学者によると「宣言によ
る抑制効果は小さく、今回はさらに薄くなるだろう」と。さらに、新型

インフルエンザ等対策特別措置法を改正して罰則などを科しても効果は期待できないとも指摘する。

つまり、効果薄！　意味ないじゃんということ。もっとも、今回の宣言が経済的に大きな打撃を与えないのであれば、疫学的には、感染拡大を抑止する効果が薄いことも意味している。中途半端！　何を目指しているのか、わけ分からない。穿った見方をすれば、それも計算ずく?!ある大臣が、人出が減らない、どんなアナウンスをしたら良いか分からないと、テレビで嘆いていたのもひょっとしたらポーズ?!

中途半端な宣言は、やって意味ないのにどうして多額の税金を使って一部の業者をいじめるの?!　反面、経済界からは、外出自粛による急激な経済の落ち込みが回避できたことを安堵する声が聞かれるが、感染状況の悪化を懸念する声も聞こえてくる。今回の宣言を受けて全面的なテレワークに戻る企業も出てくるだろうが、宣言前の状態を維持する企業も多いだろう。

### ❖　としよりを生け贄に　としよりは潔く、死ぬ覚悟で意思を伝えておく
### ★ コロナと尊厳死

昨年、タレントの志村けんさんが3月29日に亡くなった後、遺骨になるまで亡骸に会えなかった親族の様子が報じられた。このニュースに日本中に衝撃が走った。志村けんさんの突然死はもとより、コロナ感染症死後の現実に多くの国民が凍りついた。また、所属事務所からの情報として人工呼吸器を挿管する際に、麻酔で眠ってから目覚めることがなかったことも伝えられ、胸が締め付けられた人も少なくない。

そのプロセスから分かるのは、新型コロナウイルス感染症による肺炎症状が重篤化し、呼吸不全や多機能不全に陥れば、いきなり意思疎通ができなくなる可能性や、亡くなった場合も、亡骸で葬送が行えない可能性があるというとんでもない現実！

さらに、コロナ（COVID-19）は、他の肺炎や呼吸器疾患に比べて、最期の時間を共有できないほど症状の進行が早い。加え、感染防止のため、指定感染症縛りで面会制限が相当厳しく、家族は悪くなる過程を見守ってあげることもできない。患者さんは、望んでもない人工呼吸器に乗って孤独に亡くなっていく。みんなは、そのことを自らのこととして想定したことがあるだろうか？　"脳"の防御作用（＝正常性バイアス）によってその認識が妨げられ、自分だけはあり得ない！という思いに逃げ込んでしまう。結果、現状認識を誤ってしまうことがあり得るのだ。

　この状況を考え、コロナ（COVID-19）に関して、どの程度最悪想定をしているのか自問してみることもこの際必要である。

　「自分が感染する可能性までは想定していたが、自分や家族が意思疎通できない状態に陥るということまでは、思い至らなかった」という人がほとんどであるといえよう。ウイルスが蔓延していても、そうでなくとも、『自分はこうしてほしいと思っている』ということを、日頃から家族と話し合っておくことが重要になろう。

　高齢者の立場で考えると、もしも新型コロナに感染した場合は、自然の摂理として受け止め、重症化しても延命治療は望まないという選択肢もあり得ると思っている。高齢者の多くは、「周りに迷惑をかけたくない」と思っておられるように見受けられる。

　重症化した状態から回復して後遺症が残ったり、周囲の人に経済的な負担をかけたりするくらいなら、特別な治療は要らないと宣言する人も多く見かける。感染症予防の大原則は患者隔離であり感染症から身を守るためには感染源との隔離が必須である。

　しかし、コロナに感染した患者さんは、ひとたび入院すると家族の面会を受けられず、死に目にも会えない。一般的には宿主（人間）が死すると、ウイルスも生きていけない。唯々、指定感染症法の縛りのみありき……死者への冒涜としか言い様がない非現実。インフルで死んだらこ

うはならない！　５類感染症だから！

　これは、あまりにも非人道的な最期ではないか。死ぬときは家族に囲まれ、お別れを言ったり、感謝を述べたりするのが人間らしい最期だとすれば、そのような場面をつくることが、人間の尊厳を守ることだと考える。そういう、人間最期の在り方として、現在の新型コロナウイルス感染症の隔離治療はやはり間違っていると思われる。

　個人の尊厳とか、一人の命は地球より重いとか声高に叫ぶのなら、故人の葬送のあり方も、故人の尊厳、残された者達の見送りの権利に対して、もっと敏感になってもいいのではないかと思う。

　新型コロナが、指定感染症である限り、法律に則られた死後の処理がなされ、家族に看取られることもなく、納体袋に入れられ骨になって帰され、後日葬儀となる。誰もが想像すらしていなかった人生の終焉である。また、終末期に立ち会った看護師にとっても胸の締め付けられるお別れの儀式となり、大きなストレスに潰されそうになり、精神的疲労のピークに陥る。この現状に看護諸姉が、なぜ立ち上がらないのか不思議である。

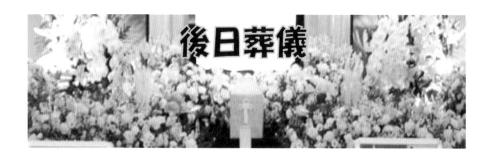

以下に、法的作業手順？の抜粋を添付しておく。

《参考資料》

新型コロナウイルス感染症により亡くなられた方及びその疑いがある方の処置、搬送、葬儀、火葬等に関するガイドライン

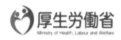 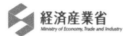 令和2年7月29日（第1版）

— 一部抜粋 —

〈遺体からの感染リスクについて〉

　新型コロナウイルス感染症は、一般的には飛沫感染、接触感染で感染しますが、遺体においては、呼吸や咳嗽（咳のこと）による飛沫感染のおそれはありませんので、接触感染に注意することとなります。

　WHOのガイダンスによれば、現時点（2020年3月24日版）では、遺体の曝露から感染するという根拠はないとされており、感染リスクは低いと考えられますので、接触感染に対しては、手指衛生を徹底し、本ガイドラインを踏まえた取扱いを行うことで、十分に感染のコントロールが可能です。

〈臨終後の対応（死亡確認後の遺族等の方への対応）〉

●遺族等の方は悲しみと不安を抱えておられますので、お気持ちに寄り添いながら対応を行ってください。病室でひと時のお別れの時間を設けることも考えられます。

●遺体からの感染リスクへの対応：直接的なケアを行う方は、個人防護具〔サージカルマスク、手袋、長袖ガウン、目の防護具（フェイスシールド又はゴーグル）〕の着用をお願いします。

　また、手袋等を外した後は手指衛生を徹底してください。

●人からの感染リスクへの対応：臨終後に立ち会うことになった濃厚接

触者の方に対しては、三密を避け、お互いにマスクを着用し、人との距離（可能な限り2m）を意識する等、感染対策を徹底してください。

### 〈収容の手順の例〉

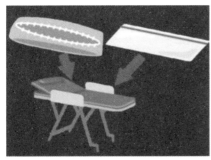

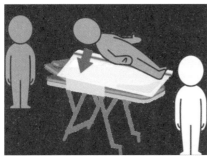

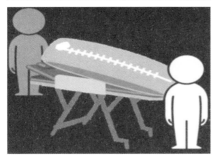

インナー・アウターの納体袋を用意。

1) 非透過性納体袋のアウターをストレッチャーに被せます。

2) 非透過性納体袋のインナーを開いてアウターの上に置きます。

3) ストレッチャーの高さを調整します。

4) 遺体をインナーに収容します。

5) インナーのチャックをしっかりと閉じます。

6) インナーの外側を清拭消毒します。

7) アウターのチャックをしっかりと閉じます。

8) アウターの外側を清拭消毒します。

9) 非透過性納体袋以外にも、体液等が付着した可能性のある箇所は清拭消毒します。

10) 作業後は石けんと流水による手洗いを行う等、手指衛生を徹底します。

## 〈納棺〉

●遺体からの感染リスクへの対応

・非透過性納体袋に収容・密閉され、破損等も生じていなければ、遺体
　への特別な感染対策は不要ですが、非透過性納体袋を適切に管理する
　ことが必要です。

・遺体搬送前に納棺することで、搬送による非透過性納体袋の破損リス
　クが低減されます。

・納棺時又は納棺後に、棺の表面に遺体や体液等が触れた場合には、棺
　の消毒を行います。

## 〈通夜、葬儀〉

●新型コロナウイルス感染症により亡くなられた方の通夜、葬儀につい
　ては、現下の社会状況から、執り行われる機会が少なくなっています
　が、今後の社会状況の変化や遺族等の方の意向を踏まえ、執り行うこ
　とが可能かどうか検討してください。

## 〈火葬〉

●濃厚接触者でない遺族等の方・火葬従事者等と濃厚接触者、そして濃
　厚接触者同士が可能な限り接触しないで亡くなられた方のお顔を見る
　場を、可能であれば設定できるように検討してください。

●必要に応じて代表参列やオンラインを活用する等の、できるだけ対面
　を避ける取り組みも推奨されます。

## 〈拾骨〉

●濃厚接触者でない遺族等の方・火葬従事者等と濃厚接触者、そして、
　濃厚接触者同士が可能な限り接触しないで拾骨できる場を、可能であ
　れば設定できるように検討してください。

●遺骨から感染することはなく、拾骨時の遺骨に対する感染対策は必要ありません。

●人からの感染リスクへの対応：遺族等の方、宗教者、会葬者、遺体等を取り扱う事業者が拾骨室に会する際、できる限り少人数とし、三密を避け、お互いにマスクを着用し、人との距離（可能な限り2m）を意識する等の一般的な感染対策を行うことが求められます。なお、拾骨室に窓がない場合には、ドアを開放します。

## 質疑応答集（Q & A）

**問1** 新型コロナウイルス感染症により亡くなられた方及びその疑いがある方の遺体は、24時間以内に火葬しなければならないのですか。

●遺体は、24時間以内に火葬することができるとされており、必須ではありません（感染症の予防及び感染症の患者に対する医療に関する法律第30条第3項、新型コロナウイルス感染症を指定感染症として定める等の政令第3条）*。

＊通常、24時間以内の火葬は禁止されています（墓地、埋葬等に関する法律第3条）。

**問2** 新型コロナウイルス感染症により亡くなられた方及びその疑いがある方の遺品の取扱いはどのようにすればよいですか。

●新型コロナウイルスの残存期間は、現時点ではプラスチックやステンレス表面で72時間、その他の素材ではそれ以下と確認されています。また、新型以外のコロナウイルスの研究では、6〜9日を残存期間と報告しているものもあります。以上を踏まえると、必要に応じて清拭消毒を行えば、遺品の取扱いは通常どおりに行って問題ありません。現時点では、一定期間（10日間程度）保管することにより、消毒の代用とすることも可能と考えられています。

★ 家族で話し合いたい「リビングウィル」と「人生会議」

　自分自身で判断ができなくなった場合に備えて、患者本人が受ける医療における希望を記しておくものを「リビングウイル」という。

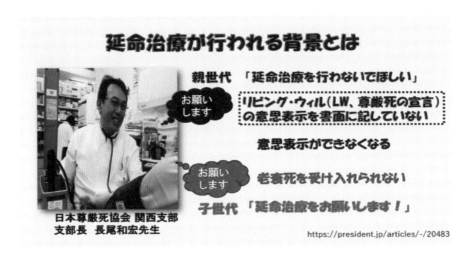

延命治療が行われる背景とは

親世代　「延命治療を行わないでほしい」
お願いします

リビング・ウィル（LW、尊厳死の宣言）の意思表示を書面に記していない

意思表示ができなくなる

お願いします

老衰死を受け入れられない

子世代　「延命治療をお願いします！」

日本尊厳死協会 関西支部
支部長　長尾和宏先生

https://president.jp/articles/-/20483

　「特に、要介護度の高い在宅の高齢者が発熱した場合の対応が難しいと感じる。誤嚥性肺炎の可能性が高いけれども、新型コロナ肺炎を疑い検査を要請して、もし陽性が判明した場合、その高齢者はどこに隔離され、どんな治療を受けるのか。もしも経過が悪い時、治療をどこまでされるのか……。医療的にも、社会的にも、今まで想定されていなかった事態が生じています」（長尾和宏氏）

　そもそも、救命のために人工呼吸器を装着する行為は、終末期における延命治療ではなく、両者を区別する必要がある。しかし、新型肺炎の場合、〈命の選択〉のタイミングがあっという間にやってくる可能性があることも事実。「集中治療医は、命を救うための医療をどこまでも追求しますが、もし長引けばここまでが救命で、ここからが延命という線引きが困難になってくる。麻酔をかけて眠らせてから気管チューブを挿入するが、本人の意思を確認する余裕がないことがある。もしも欧米の

ように、人工呼吸器不足という事態になれば、〈命の選択〉を提示される可能性もある。だからこそ元気なうちに、『リビング・ウイル』を表明し、家族と『人生会議』を繰り返しておく必要があるのです」（長尾氏）

「人生会議」は、昨年11月に公開された厚生労働省のポスターがきっかけで炎上してしまったが、本来は、本人の意思である「リビング・ウイル（生前の意思）」を核にして、家族が医療者や介護者の助言を得ながら対話を重ねるのが「人生会議」ということを主張する普及行為であった。

長尾氏は、「短期間に肺炎が重篤化する可能性がある要介護高齢者はそれを元気なうちに行っておいたほうが、後々悔いがないのではないではないか」という。また、「年齢に限らず、健康な若い人であっても備えておくべき段階に来ているのではないか」という考えもある。

重篤化した後の治療には人工呼吸器や、ECMO（体外式膜型人工肺）と呼ばれる人工心肺装置が不可欠と報道されているが、海外からの情報では、重症化した新型肺炎患者の呼吸器抜管の成功率は高くないよう。

一方、日本では、ECMOから離脱して回復した人が3月30日現在で40人中19人であると、日本集中治療医学会等が報告している。感染拡大の局面で、万が一の事態を具体的に想定することは、命の最前線で働くプロだけの仕事ではない。医療的判断に伴って、本人や家族の中に起きる感情も大切なもの。究極の選択を迫られることを「自分事」として話し合っておくのは、健康なタイミングにしかできないのではないか。

〈家族で重点的に話し合っておくべきポイント〉
・人工呼吸器をつけて欲しいのか否か
・増悪した時、人工心肺装置（ECMO）をつけて欲しいのか否か
・人工呼吸器やECMOを中止するなら、その判断はどうして欲しいか

## ★ 新型コロナウイルス感染症重症化に伴う措置について

協会のリビング・ウイルは人生の最終段階（終末期）を迎えたときの医療の選択について事前に意思表示しておく文書である。

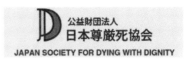

リビング・ウイルに書かれている「延命措置」とは、回復の見込みがないと診断され、かつ死期が近づいているにもかかわらず、人工呼吸器や透析、胃ろうなどによって生命を維持するための措置です。従って、終末期において延命措置としての人工呼吸器装着を拒否することと、急性疾患である新型コロナウイルスの治療としての人工呼吸器装着は、根本的に異なる問題です。

しかし、この原則を踏まえてなお、高齢や健康状態などの理由で、大きな苦痛や事後の合併症を伴うことが予想される人工呼吸器装着を拒否したいという希望は、尊重されて然るべきです。病状が重症化すると、本人自ら自分の意思を直接医師に伝えるのは困難であるため、前もって家族や周囲の人に自分の希望を伝えることが必要です。自分のことではなく自分の父母など家族の措置について悩んでいる場合も、「人生会議」などの利用によって本人の意思を再確認し、気持ちを共有しておくことが大事です。

不幸にして新型コロナウイルス感染症に罹患し重症化した場合には、主治医にリビング・ウイルを提示しその内容を伝達して、本人の意思（たとえば人工呼吸器装着拒否、苦痛の除去などの希望）を尊重したケアを受けられるよう、医療ケアチームと相談してください。

## ★ コロナ禍で死への不安高まる…今こそ「人生会議」を
### ―日本老年医学会が「人生会議」の必要性を提言―

新型コロナウイルス感染症の拡大が勢いを増している状況を受け、日

本老年医学会は、通称「人生会議」の場を持つことを推奨する提言を行った。提言の中核は「アドバンス・ケア・プランニング（ACP）」と呼ばれる「人生会議」のコンセプトを使って、本人やその家族、医療・介護従事者と事前に最期を迎えるのにあたっての話し合いをしておくこと。意思表示できない状況になる前に、以下のような事項を家族や医師に共有しておくことで、終末期の治療や看護の判断が本人の希望に沿ったものにできる。

- 本人の価値観や人生観
- 心配や不安なこと
- 治療やケアの希望すること／しないこと

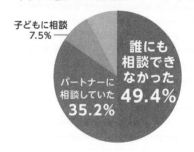

コロナ禍で死について考えたことや不安を誰かに相談していましたか？

子どもに相談
7.5%

誰にも相談できなかった
49.4%

パートナーに相談していた
35.2%

出典：「新型コロナウイルスと心の変化」に関する調査（株式会社 GoodService）を基に作成
2020 年 8 月 11 日更新

新型コロナの感染状況にかかわるデータが蓄積されるにつれ高齢者や基礎疾患を持つ方の死亡率が高いことが分かってきた。新型コロナの症状から、肺炎や血栓症へと急変するケースも見られるようになった。

こうした症状の移り変わりが激しい状況下では、その都度、患者本人の希望を確認するのは困難。早めに「人生会議」を通して、本人や家族ができるだけ納得できる最期を迎える準備をしておくことは、コロナ禍のみならずそれぞれの人生にとって必要なことである。

60 歳以上を対象としたアンケート調査によるとコロナ禍で 45％の人が「死について考えた」と回答。高齢者や基礎疾患を持つ人の死亡率が高いため、「もしかすると私も」と不安に感じている人が多いことが分かる。一方で、死への不安を抱えながらも「パートナーに相談していた」

と回答したのは35.2%、「子供に相談していた」は7.5％程度。約半数にあたる49.4％の人が「誰にも相談できなかった」と回答している。調査に協力した人の66.5％が、「自分が亡くなってしまったとき、身内に迷惑をかけたくない」と考えていたことも判明した。

「具体的に生前整理を意識するようになった」人の割合が41.6％と、以前より死に対する意識が強まっているのが分かってきた。

### 〈「ACP」は実施するタイミングも重要に〉
### ★ 三者で「最期」を繰り返し話し合う

コロナ禍で長距離の帰省を控える動きはあるものの、お盆期間や夏休み中は家族と話をする機会をつくりやすくなる。そのため、家族が集まって人生の最期をどう迎えるかを話しあうのに適した時期である。

「ACP」の定義とは、人生の最期に自分がどういった医療やケアを受けたいのか、本人や家族、医療チームの三者で繰り返し話し合いをしておくこと。

目　的

## ① 限りある命をよりよく生きるため

● 残された人生を快適に過ごし、充実したものにするには、どうして欲しいか？

● 貴方の大切な人に・・・
　感謝の気持ちを想いを込めて伝える

現在の健康面を踏まえつつ、人生の最期をよりよく迎えるためのイメージを話しあうプロセスを指している。

　一般に分かりやすいイメージを持ってもらうため、2018年11月30日に「人生会議」という愛称を国が決定し、普及活動を行っている。

　ACPのメリットは、以下のようなことが挙げられている。

- 病状の急速な変化の下で患者本人の意思を尊重できること。
- 患者自身の健康や治療に対するコントロール感が高まる。
- 事前に病状を前向きに捉えられるためメンタル面で影響を受けないこと。
- 患者が最期を迎えるまで、尊厳のある生き方を実現するのがACPの大きな目的。
- そのためには、本人の客観的な現状や大切にしたい思いや希望、さらに医療やケアに関する具体的な希望といった3つを、以下の手順で汲み取っていく。

〈ACPでの話し合いの手順〉　以下の内容をヒアリング

① ・本人の客観的状況・現在の健康状態・身体や病気で心配なこと
　　・ACPに参加した医療チームや介護チーム以外の利用状況・家族構成

② ・本人の重視することやこれまでの人生で大切にしてきたこと

## ② より良く死ぬため

- 自分の望む生き方を家族や医療者と共有し、判断ができなくなっても自らの希望や意思が尊重されるという信頼関係ができる
- 望む医療処置・望まない医療処置についてを明確にしておく

・今後大切にしたい思いは何？

・家族や親しい人に伝えておきたいこと

・意思決定できなくったとき代わりに判断して欲しい人

③・医療やケアに対する希望

・延命治療をどこまで行うか・積極的な治療より自然な最期を迎える
方がいいか痛みや苦痛に対しはどのような方法を希望するのか。
終末期に意思表示ができなくなる患者の割合は約7割と言われてい
る。そのため、できる限り早い段階から、ACPを開いて明確な方
向性を決めておきたいと思うのも自然なこと。とはいえ、あまりに
早すぎると実際にACPの内容にしたがって医療の現場で対処する
とき、現状との差が大きく本人の希望とずれてしまう可能性が高く
なってしまう。話し合いの時期は、最期を迎える12ヵ月程度前の
頃が理想。

## ★ 自分の最期を自分で決めるために
### 55％の人が自分の最期について話し合えていない

　家族で人生の最終段階について考え、話し合ったことがある人の割合
が低いことも問題となっている。終末期のケアについて、これまでに家
族等や医療介護関係者と「話し
合ったことはない」と回答した
人は半数を超える55.1％。さら
に「詳しく話し合っている」が
2.7％、「一応家族で人生の最終
段階について考え、話し合った
ことがある」人の割合が36.8％
と4割未満である。

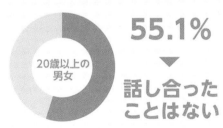

出典：「平成29年度 人生の最終段階における
医療に関する意識調査結果」

# *リビング・ウイルは
# 書いたら終りではありません。
# ご家族や医師に
# 伝えておくことが大切です。

**医師からの声：**「リビング・ウイルをお持ちの患者様は
〈生〉に対する意思と希望が明確であるため、医療の
方向性・具体性を得やすいと感じます」

**会員の方からの声：**「母は自分の最期のスタイルを決
めたことで、いきいきとした人生を送れました。」

## 次の方々が協会の顧問をされています。

（敬称略）

| | |
|---|---|
| 牛尾　治朗 | （ウシオ電機株式会社　会長） |
| 扇　千景 | （元参議院議長） |
| 奥田　碩 | （元トヨタ自動車株式会社　会長） |
| 倉本　聰 | （脚本家・劇作家・演出家） |
| 小泉　純一郎 | （元首相） |
| 吉永みち子 | （作家） |

## 会員さんには

❶ 会員証、リビング・ウイルの送付

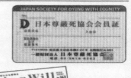

❷ 会報の発行（年4回）

❸ 医療電話相談

❹「私の希望表明書」の送付

❺ 受容協力医師リストの送付
ご希望の方に、リビング・ウイルに
理解のある医師のリストを提供します。

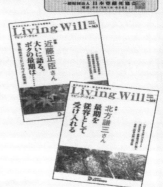

# 私の希望表明書

私は、協会発行の「リビング・ウイル（終末期医療における事前指示書）」で、延命措置を受けたくないという意思をすでに表明しています。それに加えて、人生の最終段階を迎えた時に備え、私の思いや具体的な医療に対する要望をこの文書にしました。自分らしい最期を生きるための「私の希望」です。

記入日 2019 年 10 月 1 日　　本人署名 福本 秀子

希望する項目にチェックを入れました。

1. **最期を過ごしたい場所**（一つだけ印をつけてください）
   ☑自宅　　□病院　　□介護施設　　□分からない
   □その他　（　　　　　　　　　　　　　　　　　　　　）

2. **私が大切にしたいこと**（複数に印をつけても構いません）
   ☑できる限り自立した生活をすること　　☑大切な人との時間を十分に持つこと
   ☑弱った姿を他人に見せたくない　　　　☑食事や排泄が自力でできること
   ☑静かな環境で過ごすこと　　　　　　　□回復の可能性があるならばあらゆる措置を受けたい
   □その他（　　　　　　　　　　　　　　　　　　　　　　　）

   ※以下「3」と「4」は、署名者が「ただ単に死期を引き延ばすためだけの延命措置はお断りします」という表現では伝えきれない希望や、「止めてほしい延命措置」の具体的な中身を明確にするためのものです。

3. **自分で食べることができなくなり、医師より回復不能と判断された時の栄養手段で希望すること**（複数に印をつけても迷うときはつけなくてもよいです。）

   □経鼻チューブ栄養　□中心静脈栄養　□胃ろう　　□点滴による水分補給
   ☑口から入るものを食べる分だけ食べさせてもらう

4. **医師が回復不能と判断した時、私がして欲しくないこと**
   （複数に印をつけても結構ですし、迷うときはつけなくても結構です。）
   ☑心肺蘇生　☑人工呼吸器　☑気管切開　☑人工透析　☑酸素吸入
   ☑輸血　　　☑昇圧剤や強心剤　☑抗生物質　☑抗がん剤　☑点滴

5. **その他の希望**

   ┌─────────────────────────────────┐
   │                                 │
   │                                 │
   │                                 │
   └─────────────────────────────────┘

【用語の説明】
＊心肺蘇生：心臓マッサージ、気管挿管（口や鼻から気管に管を入れる）、電気的除細動、人工呼吸器の装着、昇圧剤の投与などの医療行為。
＊人工呼吸器：自力で十分な呼吸ができない状態の時に、肺に機械ポンプで空気や酸素を送り込む機器。マスク装着のみで行う場合もあるが、重症の際はチューブを口や鼻から入れる気管挿管を行う。1～2週間以上続ける場合は、のどに穴を開ける気管切開（喉仏の下から直接気管に管を入れる）をしてチューブを入れる。
＊胃ろうによる栄養補給：内視鏡を使い、局所麻酔で胃に管を通す手術を行う。その管を通して栄養を胃に直接注入すること。

（発行　　一般財団法人　日本尊厳死協会）

〈リビング・ウイルの例文〉

　私が、高齢となり、新型コロナ感染症に罹患したり、意識を失うような状態に陥ったりして、意識はあっても自分の意思を伝えることができない状態となり、身の回りのことができなくなったり、自分で飲むことも食べることもできなくなったときには、以下のようにしてください。無理に飲ませたり、食べさせたり、点滴や栄養補給をしないでください。鼻腔栄養や、胃瘻を造ることは、絶対しないでください。私が自分の力で呼吸ができなくなっても、人工呼吸器をつけないでください。

　私の苦しくみえる状態を緩和していただける治療をしてくださるなら喜んでお受けします。ただし、延命のためだけの治療はやめてください。私の命を長らえるために努力をしてくださっている、お医者さん、看護師さんや医療・介護スタッフの方達には、心から感謝しています。

　努力してくださっている方たちには、たいへん申し訳ありませんが、どうか、私の意思を尊重してください。

　私はこの終末期の医療・ケアについての意思表明書を、意識も清明で、書いている内容を十分理解している状態で書いています。

　どうか、私の意思を尊重してください。


追記

　令和２年初頭頃より、新型コロナウイルス感染症が流行し始め、蔓延の様相を呈しています。もし、私が感染症と診断された場合、法律により隔離強要されると考えられますが、そのような事態を極力回避したいと望んでおります。勿論、自宅療養から一歩も外出することなく、他者との接触を拒み静かに過ごし、自然な経過と自己免疫力での回復に任せていきたいと考えて居ります。

# 「延命治療」する？しない？決断の流れ

| 病気になる前 | **エンディングノート**に延命治療の意思の有無を書く |
| | **リビング・ウイル**を作成 |
| | **尊厳死宣言公正証書**を作成 |

**ポイント！**
どれも法的な拘束力はないが、公正証書であればより公的な意味合いが強くなる。本人の意思が優先されるが、家族での話し合いや合意を得ていることが望ましい

| 病気になったら | （本人に判断能力があり物理的に作業が可能であれば）**尊厳死宣言公正証書**や**リビング・ウイル**などを作成 |
| | 信頼できる**「代弁者」**を選定しておく |

**ポイント！**
最も信頼できる家族を選んでおく。家族がいない場合は友人でも可能。法的拘束力はないが、文書を交わしておくとなおよい

| 病気が進行したら | 終末期と判断されたら、**病院と延命治療についての同意書**を交わす |
| | **患者の意思が文書化**されていたらその意向に基づいて対処される |
| | 文書にしていた延命治療の**意思を変えたい場合は、すぐに本人が医師や家族に伝える** |
| | 患者本人の判断能力がなく、延命治療の意思を示した**文書がない場合は、家族の合意に基づいて対処される** |

**ポイント！**
本人や家族が意思表示できる

**注意点！**
家族内で合意が得られない場合には病院の倫理委員会等で議論される

**注意点！**
本人の意思が尊重されるが、タイミングによっては既に対応できないことも

**ちなみに…**
家族もいない場合は病院の倫理委員会で議論される

## 5. 今すぐ厚労省は実のある仕事を！
## そうすれば、世の中平常に戻る

### ❖ コロナを指定感染症から外して「5類」に分類して！

　厚労省は、現政権と何やらこそこそと企てて、どうしても、新型コロナ感染症を指定感染症から外さず、権限行使をするために、特措法を刃として使うつもりである。"世の中、混乱を極めるだけだのに……"。

　新型コロナウイルスは現在、危険性が高い1～3類などの措置ができる「指定感染症」とされているが、政府は、強い措置が講じられる「新型インフルエンザ等感染症」に分類変更する方針だとするらしい。

　ただ、医療関係者の一部からは、保健所や公立病院の負担を減らすため、季節性インフルエンザと同じ「5類」に分類して、高齢者や基礎疾患のある人に対策を絞るべきだとの意見もある。"なぜできないんだ！"

### 感染症法に基づく主な感染症の分類

感染危険度 →

| | 指定感染症 | 1類 7種類 | 2類 7種類 | 3類 5種類 | 4類 44種類 | 5類 24種類 |
|---|---|---|---|---|---|---|
| 主な感染症 | 新型コロナ | エボラ出血熱ペスト | 結核 SARS | コレラ腸チフス | デング熱日本脳炎 | インフルエンザ麻疹など |
| 入院勧告 | ○ | ○ | ○ | | | |
| 就業制限 | ○ | ○ | ○ | ○ | | |
| 汚染消毒 | ○ | ○ | ○ | ○ | ○ | |
| 疫学調査 | ○ | ○ | ○ | ○ | ○ | ○ |
| 無症状者 | ○ | | | | | |
| 医師届け | 診断後直 | 診断後直 | 診断後直 | 診断後直 | 診断後直 | 7日以内 |
| 外出自粛 | ○ | | | | | |
| 建物立入 | ○ | | | | | |

（出所）厚生労働省を元に筆者作成

現在は、入院勧告や交通制限などができる「指定感染症」と暫定的に決められている。しかし、政府は、新型インフルエンザ等感染症に分類変更する方針だという。この分類では、国民が免疫を獲得していないことが重要視され、政令でエボラ出血熱などと同じ1類の措置を取ることができる。医療関係者からは、保健所などの負担を減らすためコロナを季節性インフルエンザなどと同じ5類に分類すべきだとの意見も出てきている。軽症者や無症状の感染者は、一般病院の外来で診察できるようにして、高齢者や基礎疾患のある人に重点的に対応するというものだ。今取っている措置は、新型インフルエンザ等感染症と同じものである。過去（2020年8月下旬）に、厚労省がコロナ分類の見直しを検討することを決め、政府内には、コロナを5類に引き下げることを容認する考えが出ていたという。ところが、21年1月12日の共同報道では、強い措置の新型インフルエンザ等感染症に分類する方向になり、厚労省幹部が5類変更について「現在の高い致死率と感染力を考えると難しい」と話したとしている。"冗談じゃあねえ！"

　厚労省の結核感染症課は、新型インフルエンザ等感染症に分類する方向で検討していると認めたうえで、その理由について、次のように説明した。

　「今取っている措置は、健康状態の報告や外出自粛も要請しているなど、新型インフルエンザ等感染症と同じものになっています。確かに、指定感染症のままですが、組み合わせる措置は自由にできますので、その結果として、新型インフルエンザ等感染症が一番近くなったということです。それを踏まえて、昨年12月17日の感染症部会で、その選択肢がいいのではないかと提案したわけです」と。

　コロナは、最初2類相当だったが、20年2月14日には、1類に近くなり、同年3月には、すでに新型インフルエンザ等感染症に近かったという。感染症部会では、「まったく新しいカテゴリが必要ではないか」

など様々な意見が出たが、1月末が期限となる指定感染症の分類を1年延長することが決まった。しかし、指定感染症は、最大2年に限定されているため、結核感染症課では、コロナを新型インフルエンザ等感染症に入れるための感染症法の改正案を通常国会に提出し、6月までの会期中に成立を目指したいと。1月15日に開かれる予定の感染症部会では、コロナを新型インフルエンザ等感染症の分類にするかについて、改めて議論するそうだ。コロナを5類に分類することについては否定的だ。

「政府が緊急事態宣言を出していて、感染拡大を阻止すべきと様々な対策を打っているときに、5類にすれば、権限がなくなって何もできなくなります。保健所が法的な裏付けを持って活動できなくなりますので、ありえないでしょう。新型インフルエンザ等感染症になっても、様々な措置を取る権限があるのにそれらを使わないという選択肢もあります。入院勧告などをしないでおけば、5類と同じこともできるわけです。しかし、現状では、政府の対応と一致しないことになります」と。

"ホント！ 腹が立って血圧上がってプッチン切れて死にそう！ 要は、権力行使ができないということが主な理由……そこには、国民の為にとのかけらもないし、感染阻止の構想も強い理念も感じられない"

以下、2021年1月12日版 Yahoo!JAPAN ニュース発出後のツイッターによる全国民の代表意見を一部掲載してみる。

返信は筆者である。

😊 "新型コロナウイルスが、新型インフルエンザ等感染症に分類するだけの脅威であるならば厚生労働省はそれを具体的に説明するべきでしょう。50代以下の死亡率は基礎疾患有りも含めて0.06％以下と決して高くはなく、少なくともエボラ出血熱やペストと肩を並べる病気ではない。対策しなくていいわけではなく、日本においてここまでの対策をしなけ

80

ればならないほどの重大な脅威なのかと疑問に思っている人は多い。"

👍 > そうですよねエ〜。大切な事の変更時は、必要性の説明を厚労省から一元的に全国民に対して分かり易くするべきですよね。方法はお任せするけど。日本において、現時点での死亡率は外国に比べ、比ではないし、どこを向いての見解なのか〜まったくわけ分からん！

😊 "エボラ出血熱に近い扱いの感染症が蔓延してる状況ならオリンピックは無理ですね。５類感染症ならできるでしょうが……対象を絞って対策をしないから医療崩壊がおきてるんですよね。若くて体力ある人達の治療は一般病院に任せないと、感染者数を減らすことばかり躍起になってる政府はこの先手詰まりになりそう。"

👍 > まったくもってその通り！　現状の感染状況であれば、一般病院、かかりつけ医、クリニックで十分！　速くて、親切、安心よ♪　５類に外して診療報酬をガツンと加算しもらえれば、防御用品も買えるし、対策についても研修できる。季節型インフルエンザの診察は、得意ですよ！いざという時、直ぐ入院させてもらえれば、みんな安心、ハッピー！

😊 "緊急事態宣言など現在の対応が過剰過ぎるから、経済にも医療にも大変な混乱が起きているので、５類に下げるべきだという意見が出てきているのに、現在の政策との整合性が取れなくなるから５類に下げられないというのでは、全く議論として噛み合っていないし、何の説明にもなっていない。唖然とさせられた。"

👍 > 唖然とするしかおませんわ！　密室内で、イエスマンばかりで、こんな大事なこと、簡単に決めていいの？　トランプ前大統領が偉大に見えてくるわ……

😊 "整合性が取れないから５類にできないという事ですが、それは科

学ではなく、各方面で一番評判の悪い「行政の論理」ですね。科学的でなければならない厚労省が行政の論理に走ると大体ろくなことになりません。暗に5類でも良いと認めているではないですか。"

"致死率は全く高くないし、どこが2類なんだ？　しかも、まだ1類相当の対応はさせてるのでは？　だから、逼迫してるんだろ？　本当にその指定が正しく、医療機関での対応もそうあるべきなのであれば、人口比を考えたらもっと多い、欧米各国ではなってない医療崩壊しそうなんだ？やり方がおかしいからそうなるんだろ。"

👍 ＞ おっしゃる通り！　久々にスッキリしましたわ‼　やっぱり、やり方がおかしいからそうなるんや。ミスを犯している頭取が暗澹として責任を自覚してないから、暗に5類でも良いと認めているのに、この期に及んで、まだ「権限」とは？　日本は、本当に民主主義国家⁈　トランプクラスの大バカは世界中に、未だ未だ居そうですね……。


😊 "5類にすれば、権限がなくなって何もできなくなります。保健所が法的な裏付けを持って活動できなくなりますので、ありえないでしょう。あきれる答えだね。これをマスコミは大々的に報道すべきだ。
「権限がなくなるから5類にしない」のだとさ。指定感染症か2類か1類か5類かどうかっては、病態、病気のリスクからの判定で権限云々とは無関係でしょう。医師会、知事会、専門家ってのは、この経済惨状をみたなら犯罪者と言われてもしょうがないね。マスコミよ、良心が少しでもあるならば報道しなさい。"

👍 ＞ ここまできたらそうですよね！　権限の主担者が出頭してきたら弾劾裁判で懲役ものですよね。指定感染症が2類か1類か5類かどうかというのは、病態、病気のリスクからの判定で然るべき、おっしゃる通り！　こんなことも分からない集団は、何事も一切発言してはならない！　社会悪、ないしは、社会の大ゴミ捨て去るべし！

😊 "緊急事態宣言出しちゃったから無理だろうな。私は今でも緊急事態宣言は反対。その前にやることがあったはず。指定感染症のレベルを5に引き下げるのはそのうちの1つだった。政府や厚労省、医師会の怠慢が生んだ人災。昨日、この質問をした記者がいたが、菅さんは全く的を得ない答弁だった。今回は政府が思っているより簡単じゃない。出口が見えなくなっていて解除するのは相当難しい。なのに、簡単に緊急事態宣言出しちゃって、見通しが甘すぎる。"

👍 > そうそう！　全ての見通しは甘く、現状認識が希薄で、責任逃れの方策ばかり模索して、挙げ句の果てに支持率下がれば後先考えず己のしっぽを噛んでキリキリ舞い……一国のリーダーとしての理念と責任は、一向に示してくれない。もってるはずですよね！


😊 "コロナ病床のある病院の看護師です。5類に下げられるものを、下げないで更に厳しくして、国民を困惑させ続けるのではなく、一日でも早く国民が心穏やかに生活出来る方法を考え実施していただく訳にはいきませんか？　冷静に考えてみて下さい。持病のある方は、コロナでなくてもあらゆる病気を悪化させやすいです。エクモや人工呼吸器を積極的に付けない年代の方にも付け、重傷者が増えていると報道してみたり、おかしいと思いませんか？　ご高齢なので、延命はお勧めしませんといって、呼吸器付けないでいい人々に装着して騒いでいる事に違和感を感じませんか？　これだけ感染者が増えている、重症者が増えている、看護師がどんどん辞めているという報道があっても、実際に現場で目にしたことがないので過剰報道としか思えません。"

👍 > そうなんです。矛盾ばっかり目立ちますよね。これも、無理に、指定感染症を維持させているから、無理くりの医療状況にならざるを得ないと考えます。現場で、多くの医療従事者が違和感を感じながらケアしている現状を、もっと発信していくべきだと思います。

😊 "これは嘘。現場の医師、全国の保健所所長が５類変更への声明を出している。それらを黙殺しているのが事実。理由は町医者が反対するから。コロナ患者が来て風評被害で倒産するのはまっぴらだと。たった17％しか民間はコロナ診療やっていない事実がある。厚労省は自民党族議員に忖度してごますりしているだけだ"

👍 > そうですね〜　厚労省、政府首脳陣達、日本医師会の面々、それぞれの利益の延長に、頑なに守る指定感染症があるんでしょうね。

😊 "今からでも遅くないから新型コロナを２類から５類に引き下げ、緊急事態宣言は撤回すべきだ。２類にはサーズやマーズがあるがこれらは完全に抑え込まないといけないが、新型コロナは完全に抑え込まず昨年５月に緊急事態宣言を解除した。同じ２類なのになぜ差を付けたのか。この説明はない。致死率はサーズとマーズは10％と30％で新型コロナは初めは検査体制の不備で30％だったが体制強化で１％に、死亡者も大部分が基礎疾患持ちで３千人だが季節性インフルエンザの関連死１万人と比べても圧倒的に低い。日々の重症患者は千人もいないのに新型コロナは２類だから感染症指定病院扱いなので、軽症でも搬入せざる負えないため、冬の感染症シーズンで医療崩壊したのでは。早期に見直し多くの診療所や病院で無症状と軽症者を受け入れる体制を整え、指定病院は重症患者専用にするべきでは。"

👍 > おっしゃる通り！　早期に見直すことが必要だと思います。具体的な受け入れ体制を整えるには、多くの時間や調整が必要です。その前に、誰が、実際に汗をかいてくれるんでしょうか?!

😊 "感染拡大を阻止すべきと様々な対策を打っているときに、５類にすれば、権限がなくなって何もできなくなります。ほらみろ、やっぱり「権限」という「非科学的な理由」なんだよ。５類に下げないわけ知

事連中がこれを嫌って猛反対し、全国知事会が西村に「指定の継続」を強く陳情したから厚労省も断念せざるを得なかった……というのが実情。（もともと安倍もスガも「指定見直し」に意欲を示していた）国民は置き去りで、政治家や官僚や専門家の都合が優先される。

コロナ対策はもうウンザリ。"

👍＞ もう、ウンザリとしか言いようがないよね。実際は、誰のための対策なの？　いつも、国民は蚊帳の外、一部の特権者の思うがまま……

😊 "厚労省が「自宅療養」を勧めていることが「新型コロナの毒性が低いというメッセージ」になっています。自宅療養では、家族が感染します。家族が感染した後に外出して、更に感染拡大させる可能性もあります。厚労省は、新型コロナは家族や近隣住民が感染してもかまわないような、毒性の低いウイルスと判断していることになります。その程度の毒性の低いウイルスに対して、罰則規定を設けるのは重すぎます。

その程度のウイルスに対して、日本経済を壊すような強い対処を要請するから、日本が混乱し疲弊しています。厚労省には、医療側の負担を減らすような措置を実施してほしいものです"

👍＞ もう、何を考えてどうしたいのか……実際が分からないのが現実です。方向を示せる強いリーダーは、本当にいないんですか?!

😊 "現在、コロナによる病院の使用率はわずか4％。病院がひっ迫しているって？　『2類である事』で、拒否する病院や医院が多数であるために、一部の病院にしわ寄せがいくから、病院がひっ迫しているように見えるだけ。実際にコロナ感染者の対応している医療従事者は「5類に下げるべき」だと訴えている。そして、39度の高熱があっても、「コロナだ」と決めつけて、適切な治療もせずに、患者を見殺しにしている開業医の連中は「2類が正当だ」と言う。どっちの意見を大事にするべき

かは、一目瞭然だろ？　そもそも高熱を発症する病気ってコロナだけだとでも思っているのか？　『命の選別』をするのが医療従事者のやる事か？　それで重大な病気が見過ごされて、医療従事者に殺されるなんて、ありえない"

👍 ＞ 視野を広めるとその通り！　急を要する疾患は山ほどある。どの患者さんも救急処置を必要としている大切な命。医療従事者であれば、コロナであろうが、なかろうが適切な医療を提供するのが当たり前。指定感染症に振り回されているのは、あまりにも哀しい。5類に下ろして、開業医の皆さんに手枷足枷を外して差し上げる正常な判断を求めます。

😊 "この記事の内容が本当であれば絶望です。厚労省に絶望です。そこまで無能になったのかと。大した病気でもないのに指定感染症に分類しているからこそ、医療崩壊を招きかねない事態となっている。
そんなことが分からないのか、分かっているのに何らかの理由でやっているのか、どちらにしても絶望する"

👍 ＞ 哀しくって絶望の淵を彷徨っているのは、私達だけでありたいですね。誰かが、誰かのために立ち上がって欲しい‼

😊 "高い致死率というが、もはや寿命ともいえる年齢の人々達の中での致死率が高いだけであって、若者、中高年を考えたら明らかに致死率も重症化率も低い。この先の未来がある人々を苦しめつつけるのは、コロナではなく、厚労省と政府の対応じゃないかと"

👍 ＞ この件に対して、言い過ぎはない！　寿命によって、いずれ死にゆく高齢者が先立っても仕方ないと考えられる。しかし、誰がそれを言うか？　鈴をつけるのは誰？　それは、高齢者自身、つまりお婆自身！

😊 "記事では5類への変更については「あり得ない」という一言と「今

の致死率と感染力を考えれば５類にはできない」という一行で片付けられているが、一部の医療関係者から５類相当という意見もあり、コロナの危険性とは本当のところどのレベルなのか？その危険性に合わせて分類すればいいだけの事の様に思うが？”

👍 ＞ まったく、勉強不足もここまでくれば、処置なしや……

初期症状の、発熱や鼻水、のどの痛み、咳といった呼吸器症状などは、風邪やインフルエンザの症状と変わらない。ただ、息苦しさや強いだるさが特徴的で、感染者の多く（約８割）は軽症だが、約２割は重症化する。しかし、「今の致死率と感染力を考えれば５類にはできない」ということは、明らかに否定できる。むしろ、新型コロナが指定感染症であるがゆえに、無症状の患者にまで機械的に医療資源を割り振らねばならず、肝心の重症者へのケアがおろそかになっている。

## ★ 季節性インフルエンザと同レベルの対応に変えるべき

「指定感染症」そのものを解除するべきと主張している杢村秀樹氏によると、理由は以下の３点であると。

《第１に、新型コロナは２類や１類に該当するほど危険性が高くなかったからである。当初は未知のウイルスであり、中国武漢市での肺炎患者の急増などを踏まえれば、指定感染症とすることはやむをえない対応であった。しかし、その１年を経て、新型コロナは「あらゆる犠牲を払ってでも回避すべき」といった脅威のウイルスではないと判断できるようになった。少なくとも１〜３類に指定されているペスト、コレラ、などと同等の危険性と位置付けるのは過剰あり、季節性インフルエンザや麻疹が含まれる５類相当が妥当なところではないか。

第２に、医療崩壊を防ぐためである。

２類相当に指定されると、原則として感染者は指定医療機関に入院させなければならない。ところが、新型コロナのPCR検査で陽性となっ

た人には無症状者や軽症者が非常に多く、すべて入院させてしまうと病床があっという間に埋まってしまう。

新型コロナの無症状者と軽症者は入院対象から外し、重症者に医療資源を集中させることが必要という声が高まっている。

また、指定感染症に指定されると政府への全数報告が必要になるが、この事務を担う保健所の対応能力も限界に達している。これらの問題意識は8月28日の安倍首相の会見でも提示されており、今回の運用見直しの一番大きな理由であった。

第3に、国民の疲弊が見すごせないレベルに達しているからである。職場では、従業員の健康状態のモニタリング、感染予防対策、感染者・濃厚接触者の調査など、多種多様な追加措置が求められている。学校でも、もともと長時間労働が常態化していた教職員が、消毒などの感染予防策を講じなければならず、業務多忙に拍車がかかっている。また、子供の学習の遅れや心理的ストレスも無視できない。外出抑制による運動不足で、健康2次被害も懸念されている。これらもすべて、指定感染症によって「当該疾病のまん延により国民の生命及び健康に重大な影響を与えるおそれがある」と位置付けられたことに起因したものである。さらに、感染症対応という観点からだけでなく、経済のさらなる悪化を防ぐためにも指定感染症の解除が不可欠である。コロナショックで景気後退に陥った主因は個人消費の急減であった。実際、今年4～6月期の実質GDP（国内総生産）成長率は前期比年率28.1％減という統計開始以来最大のマイナスになったが、この6割近くは個人消費の減少で説明できる。過去のどんな景気後退局面でも、これほど個人消費が落ち込むことはなかった。そして、個人消費落ち込みの主因は、消費者の活動抑制である。

これは、政府・自治体からの要請によって消費者の活動が制限されたこと、消費者が自ら活動を自粛したこと、という2つの面からもたらさ

れた。いずれも、新型コロナが指定感染症に指定されたことが原因で生じた動きである。とくに、消費者自身による活動自粛の広がりが深刻だ。新型コロナに対する強い恐怖意識が、消費回復の大きな阻害要因になっている。「恐怖の新型コロナ」という見方が根付いたのは、テレビ・新聞報道の影響が大きいが、それを法的に裏付けたのが、指定感染症の指定である。指定感染症を解除しない限り、消費者の萎縮心理を解消することは困難だろう》と。

《医療崩壊の防止も指定感染症を解除する理由の１つであるが、本当に重要なのは、アナウンスメント効果を通じて「恐怖の新型コロナ」観を修正し、国民の萎縮心理を解消することである。したがって、「２類感染症相当を継続しつつ、無症状者への適用のみ除外する」といった小手先の対応は望ましくない。新型コロナの危険性に見合った感染症分類まで引き下げることで国民に明示する必要がある》と述べている。


感染症の専門家でもない、政治家でもない、むしろ、一般人に近い方の常識問題である。この方の発言の全てが、政治の欠落部分であると考えられる。もしや、指定感染症になることのメリットを後生大事に、ということか？


因みに、メリットと言われていることと、筆者の反論を以下に示してみる。


## 1. 患者に対する入院措置を取ることができる

指定感染症となると法に基づいて隔離措置を取ることができるようになる。

反論：① PCR 検査陽性者＝感染者という構図で、患者の 80％を占める
　　　　　無症状者・軽症者を全て、入院隔離とする法的根拠では、医療

資源の限界は直ぐに訪れ、医療崩壊を招来する。こんなことは、火を見るより明らかなことなのに、なぜ、しがみつくのか?!

②無症状者・軽症者が大半を占め、さらに、感染率の高い本感染症は、対象にし難く、対象に値しない。

③指定感染症に指定されてから数ヵ月後には、あらゆる犠牲を払ってでも回避すべきといった脅威のウイルスではないと判断されており、即、隔離措置の必然性はない。

## 2. 入院費が公費負担となる

指定感染症になることで公費から入院費用が賄われることから、患者の負担なく隔離措置を取ることができるようになる。つまり「お金がないから入院したくない」というような事例を防ぐことができる。

反論：5類相当にしつつ治療費を公費負担にする、または、健康保険を使用しての個人負担を公費にするなど、政令による措置をとるなど、柔軟なやり方が適応できる。

## 3. 届け出が必須となり発生動向調査が容易となる

指定感染症になることで、診断した際に届け出ることが必要となることから全数把握がより正確になるという利点がある。

反論：5類相当にしつつ、直ちに届け出の対象疾患がある。侵襲性髄膜炎菌感染症、風しん及び麻しんは直ちに届出を義務化させているので、新型コロナもその類いに相当させれば良い。

## 4. 接触者の把握が容易になる

今の状況では接触者に協力をお願いするものであり、指定感染症になることで、接触者の調査をより確実に行うことができるようになる。

反論：5類相当にしつつ、感染症届け出時に、かかりつけ医や診断医が

本人に可能な範囲聞き取りし、報告と同時に本人にも接触者に伝えることを促す。また、COCOA など接触アプリの積極的使用を、今より一層強め啓発普及に努める。

## 5. おそらく医療従事者の感染リスクが減る

　感染症指定医療機関は、エボラ出血熱、SARS や MERS などの感染性・病原性の強い感染症の診療に備えるために日頃から訓練されている医療機関である。新型コロナウイルス感染症と確定診断された患者の診療を、新興感染症の診療の備えが十分ではない病院を含めた全ての医療機関で対応するよりも、感染症指定医療機関のみに絞った方が医療従事者の感染リスクは下げることができるだろうと。

反論：感染性・病原性の強い感染症はそんなに大量に存続しない。なぜなら、宿主（感染者）が死亡する、とウイルス（病原体）は消滅することになり、現状の感染症指定医療機関で事足りるのである。ところが、現在ブレイク中の新型コロナは、感染性は強いが病原性はそれほど強くない。つまり、大量に感染発生するから、指定機関のみでは持ちこたえできなくなるのである。結果、市中、民間病院での診察拒否を招来させていることにつながっている。

　総じて一刻も早く指定感染症を外して、5 類に下ろすことで世間は一応、平穏に戻ると考えられる。

## ★ スウェーデンの「コロナ対策」

　大変興味深いことに、「ロックダウンは科学的エビデンスがない」として行わなかった国、スウェーデンでは、集団免疫がほぼ獲得されてコロナ感染が収束し世界で注目を集めている。無症状の人は一貫してPCR 検査をしていないそうである。濃厚接触者においても、症状がな

ければ基本的に検査はしていないとのこと。例外は介護施設勤務者であるなど特別な場合。つまり症状のある人だけが、PCR検査を受け、本当に治療の必要な人のみが入院し、陽性でも軽症ならば自宅療養になる。濃厚接触者になっても無症状の人は、ソーシャルディスタンスをとることを推奨されるのみで、基本的には仕事や学校に普通に行けるとのこと。今後、家庭内での濃厚接触者に対しては扱いが変わる可能性があるそうだが、いずれにせよ日本と比べて圧倒的に隔離対象になる割合も少なく、医療機関にも無駄な負担がない。

　当然、コロナ感染者対して日本のような偏見や差別が一切存在せずに、もし感染したとしても「コロナにかかっちゃったよ」と軽い雰囲気だという。日本においても、一昨年のインフルエンザ流行時には、感染すること事態、全ての日本人の間での日常事項であったと記憶しているが……。

　ちなみに、スウェーデンは当初は介護施設での院内感染が原因で死者数が増え、死者の約9割は70歳以上だったそうであった。なぜそうなったかと言えば、スウェーデンでは医療の逼迫を防ぐため、高齢者や基礎疾患のある人の医療へのアクセス、特に集中治療室（ICU）への搬送が国家のガイドラインで厳しく制限されていたからだという。日本でも同様に、高齢者介護施設などで発生するクラスターでの死亡者数の問題が等しく報道されている。その都度、矢面で身を呈している介護職員、施設責任者が、感染対策の不備などを問われ身の縮む思いで世間に詫びている。スウェーデンでは、国民が等しく、「高齢者や基礎疾患のある人の医療へのアクセスを制限」していることを了承している。つまり、受療者・家族と政府・医療現場との信頼関係が成り立っているという前提で、「集中治療室（ICU）への搬送が国家のガイドラインで厳しく制限されている」ということである。

　『日本とは決定的に違う！』このことは、筆者が一番強調したい点で

ある。

　国民性という観点で言えば、高い死亡率であるにもかかわらず、それをスウェーデン国民が混乱なく受け止めている底流には、医療に対する考え方の違いもあるのかもしれない。今回の感染症でも同じ視点に立ち、70歳以上の高齢者が新型コロナに感染して重症化した場合には、予後はどれくらいありそうか、後のリハビリに耐えられるか、といった点を総合的に判断し、ICU（集中治療室）に入れるかどうかを判断する裁量が医師には与えられている。また、家族の意向も日本ほど強くはなく、医師の判断に影響しないという。日本でも、新型コロナ重症化に伴う措置について、リビング・ウイルの概念が定着しつつあるが、臨場での現場では未だ未だ乖離は否めない。
〈2020.10. スウェーデン現地医師 宮川氏インタビューより抜粋〉

## ★ コロナ感染より「隔離・制裁」を怖がる人が多い

　臨床精神科医、奥田弘美氏によると、コロナ感染より「隔離・制裁」を怖がる人が多いのは、指定感染症の影響があるとの見方を示している。
　「コロナ感染は怖くないけど、2週間近くも隔離されるのが困る」
　「もしコロナに感染しても風邪程度で治るだろう。でも自分が会社の同僚などを濃厚接触者にしてしまって恨まれるのが怖い」
　つまり、「コロナウイルス感染自体は怖くないが、感染したら自分も周りも隔離される社会的制裁が怖い」と異口同音に訴える。
　このような「隔離・制裁恐怖」が人々の間に蔓延し強大な社会ストレス化している原因としては、新型コロナウイルス感染症が指定感染症にされていることがかなり関与していると思われる。小・中・高等学校では運動会や文化祭、スポーツ大会といった主要行事が軒並み中止となり、過剰な感染対策を敷いている学校もあり、「給食中の私語禁止」「外遊び制限」「授業中の発言抑制」などが現在も行われており、子供達の人間

関係づくりに支障を来しているとも懸念している。

　また、人権教育啓発推進センター田南立也氏によると、「コロナ差別」は、感染症への恐怖から生まれる差別であるという。差別やいじめが生まれる背景には、「新型コロナウイルスに対する正しい知識を持たないことから、過度に不安や恐れを抱いてしまい、過剰な行動に走ってしまう」と言う。

　しかし、この婆は、少し違うと思う。このような懸念は、至る所で発生し、尚且つ、予測されるところである。このことは、少し、感染の本質から外れた現象であると考えられる。コロナを指定感染症から外さない限り解消はしない！　「コロナは、怖い感染症」と国を挙げて喧伝し、マスコミは、怖さの実態を日夜探し求めて、針を棒の太さに仕立て上げて報道する。この婆も危うく鵜呑みにしてしまうことも度々である。

　「新型コロナウイルスに対する正しい知識を持たないことから、過度に不安や恐れを抱いてしまい、過剰な行動に走ってしまう」と田南さんは言うが、そんなん無理！　国ぐるみのまやかしに意義を唱えられる人は、まず居ない！

　死ぬほど怖い感染症にかかった人には、絶対近寄らないように！　愛しい我が子にそう教育することに、どのような注意ができますか？　その子は、感染者が近づくと保身のため石を投げるかも知れない……「恐れるべきはウイルス、人ではない」当然、理解はできるが、行動変容には至らない。

　だって、コロナにかかった人は、厳重隔離なんだから……ウイルスにかかった人は怖い人、怖い人は自分達の仲間にしないよう外さなくてはいけない、という妙なロジックが生じてくる。そう、もうお分かりでしょう。

　「コロナは怖い感染症ではない！」というだけで良い！　その為には、指定感染症をスパッと外すこと。理屈は不要！

季節型インフルエンザと同じ5類にして「どや！」と示すだけ。メチャ簡単！

誰もが納得……そうか怖い感染症じゃあなかったんや！と。

何の文句があるの。誰が責任とるのかって？　そりゃ大将でしょう！　なんせ、日本の国の総責任者なんだから……『政治家の覚悟』という、ご本も出版なさって居られる訳だし、いつでも責任をとる覚悟は十分なのでは？

STOP!
コロナ差別

#正しい理解を
#差別はやめよう

©公益財団法人人権教育啓発推進センター

## ❖　保健所業務がどうして逼迫？

昨年末から続く新型コロナウイルスへの対応で保健所の業務の逼迫がさらに深刻化している。東京都内では感染者の急増でコロナ用のベッドなどが足りず、病院探しに一層時間がかかるようになった。また、入院先や療養先が決まらない「自宅待機者」も増え、そうした人達の健康状態を確認する仕事も新たに加わった。保健所幹部は「限界が近づきつつある」と話す。

厚生労働省の専門家会議のデータによると東京都では1月2日までの1週間に自宅待機となった感染者は延べ3056人に上った。12月5日までの1週間では延べ745人だったため、1ヵ月で4倍に増えた。

神奈川県は16日、新型コロナウイルスに感染し、軽症と判断された大和市の70代男性について、保健所が療養先を決める前に連絡がつかなくなり、死亡が確認されたと発表した。感染拡大に伴って保健所の業務が逼迫していることで聞き取り調査が進まずに療養先の決定が遅れており、自宅で待機している軽症・無症状者は県内で少なくとも約380人

に上る。県によると、男性は9日、発熱があったため検査を受け、軽症と判断されて帰宅し、10日に陽性と判明。保健所は11日に医療機関から発生届を受け、13〜15日に男性の携帯電話と自宅に計9回電話したがつながらず、15日に消防隊員が自宅で死亡している男性を発見した。死因、死亡日ともに不明と。

　県独自の医療体制「神奈川モデル」では、軽症と診断された患者は保健所の聞き取り調査の後、自宅か宿泊施設の療養先で血中酸素飽和度などを報告してもらうことになっている。男性の聞き取り調査は済んでおらず、自宅で待機中に死亡したとみられる。県の調査では、聞き取り調査が未実施の軽症者は県管轄の4保健所管内で約380人おり、このうち男性が住む大和市も所管する厚木保健所が約360人と集中している。医療機関から連絡を受けてから6日間が過ぎた人も約5人いた。

　背景には、感染拡大に伴う保健所業務の逼迫がある。厚木保健所では昨年12月は1日10件程度だった発生届が、現在は60件程度に急増。リスクの高い患者の聞き取り調査が優先されるため、療養先決定が後回しになる軽症・無症状者が出てきているのが現状だ。

　県の担当者は「本来は発生届の後、速やかに聞き取りをしなければいけない」とする一方で「電話がかけられる人材がもっといればと思うが、保健所としてやれるだけのことはやった」と対応の難しさをにじませた。

## 「マンパワーが圧倒的に足りない」

　県内では12日時点で、感染経路が不明という感染者の割合は、政府が示す感染状況のレベルで最も深刻な「ステージ4」の基準（50％）に迫る、47.6％となった。疫学調査は、感染者や濃厚接触者に聞き取りして感染経路を割り出し、感染拡大を防ぐ目的がある。ただ、感染者1人への聞き取りに、丸1日の時間がかかることも珍しくない。埼玉県朝霞保健所では9日、管内で判明した感染者64人について、調査が追いつ

かず、性別や年代などの詳細を公表できなかった。県幹部は「疫学調査を続けるにはマンパワーが圧倒的に足りない。保健所職員は心身ともに潰れそうだ」と話す。

　一方で、今後、感染状況が現在よりも深刻となった場合には「保健所業務での優先順位が変わってくる」と述べ、政府に判断基準を明確化するよう求めた上で、疫学調査よりも、感染者の病状の把握などを優先する考えも示した。県内のある保健所関係者は「対象を絞らないと、検査全体が立ちゆかなくなる。疫学調査については、早期に見直してほしい」と訴えている。

## 「過労死でもしないと分かってもらえない」

　業務に追われる草加保健所の職員「検査数も感染者数も爆発的に増えているのに、もう限界」。埼玉県草加保健所の長棟美幸所長は、職場の危機的な状況をそう訴える。草加、三郷、八潮、吉川の4市を管轄する同保健所では、昨年12月下旬から今年1月12日までの2週間あまりで、陽性者数は、580人。12月中旬から下旬にかけての2週間の約2.5倍に急増した。

　濃厚接触者の特定などの業務に加え、入院先が見つからずに、自宅療養や待機をしている感染者も増えているため、健康観察の業務も急増した。同保健所の職員は約40人。県を通じて看護師などを数人派遣してもらっているが、当日中に業務が終わらず、翌朝の始発で帰宅する職員も出始めた。

　住民からの相談電話も相次ぎ、すぐに応対しないと「対応が遅い」などと苦情を受けることも少なくない。「過労死でもしないと、現場の苦労は分かってもらえない」と話すなど、職員は精神的にも限界を迎えている。

　"保健所業務は、指定感染症の要の部分である。ここに綻びが生じて、

職員の悲鳴がこんなにも聞こえているのに、聞こえてないフリはないでしょう。

　もう、指定感染症扱いの域はとっくに越えているよ！　保健所業務、医療の逼迫を理由に「緊急事態宣言を」と安易に叫ぶ輩もいるが、社会に決定的ダメージを与える前に打つべき手は山とある。”

　あるテレビ番組で 12 月 21 日、某キャスターは、「経済優先を考える人は、報道が緊急事態を煽りすぎるとか、医療崩壊はあり得ないって言うんですが、その根拠っていうのは、まったく僕には分からない」と発言。そして「実際に京都では病院が逼迫している」とつけ足した。残念ながら、不勉強と言わざるを得ない。いま新型コロナウイルス患者を受け入れている病院の多くが逼迫しているのは、事実である。だからといって、立憲民主党代表が叫ぶように、緊急事態宣言を出すしか道がない、というわけではあるまい。

　日本の医療法では、都道府県知事は病院の医療内容に口を出せない。それでも公的医療機関にはそれなりに指示できるが、民間に対してはお手上げだ。しかも、日本は欧州諸国とは真逆で、8 割超が民間病院。その多くがコロナ患者を受け入れないから、一部の医療機関に負担が集中している。それでも民間病院が悪いとは言えない。指定感染症第 1、2 類相当とされている新型コロナには、致死率 5 割超のエボラ出血熱並みの対応を求められる。近年の医療費削減もあり、余裕がない民間病院には負担が重く、受け入れれば風評被害も避けられないからだ。逆に言えば、この不均衡が是正されれば、医療の逼迫が深刻に語られることもなくなるのではないか。

　感染者数、死者数ともに桁違いに多い欧米でも、医療は逼迫しこそすれ崩壊しない。一方、日本の医療は世界トップレベルで、人口当たりのベッド数も世界一といわれているのである。ところが、なぜかこの弱点

を是正しないのが現政権であり、コロナ禍で経営が逼迫した多くの企業や店に引導を渡し、倒産や失業を生む、という選択肢を選ぼうとしているのが野党の代表達。

　"現政権のやることなすこと、後手後手で呆れるばかりだが、それにも勝る野党のだらしなさ、不勉強極まる発言の数々……この国は、どっちを向いていくの？"

　12月17日、テレビ朝日系「報道ステーション」に、日本赤十字社医療センター呼吸器内科部長の出雲雄大医師が出演し、新型コロナは「指定感染症から外すべき」であり、インフルエンザと同じ「5類まで下げるべき」だと主張したのである。それは概ねこんな内容であった。

　《濃厚接触者に認定されますと、基本的には2週間自宅待機しなければならないんです。当院では、1度53人が濃厚接触者になったことがあり、全員にPCR検査をしたら陽性者は1人だけでした。つまり52人は特に症状がなく、感染もしていないのに、2週間働けない状況でした。当然人員が足りなくなり、病棟を閉鎖したり、外来や救急、手術を止めたりしなければいけなくなりまして》《入院は重症の患者さんを中心とするべきだと思います。濃厚接触者の洗い出しなどの作業を、保健所等でしていただいていますけど、そのようなマンパワーをほかに割いていくべきだと私は思います。たとえば5類の季節性インフルエンザは、例年日本では1千万人くらいの方がかかるわけです。約1万人が亡くなって、明らかにコロナより多いわけですけれども、現在言われている医療逼迫が、たとえば去年、起こっていたかというと、そういうことはなかったと思います》

　富川悠太キャスターが、新型コロナにはワクチンも特効薬もなく、感染者の容体が自宅で急変したらどうするかと問うと、《インフルエンザ

や心筋梗塞の人が自宅で急変しないのかというと、そんなことはないと思います》と言い、血中酸素濃度を測るパルスオキシメーターを配り、93％を下回ったら入院、という方法もとれると提案。

　現場は「コロナに対するゼロリスクをとるのかどうか」という問題になっており、このままでは、救急患者の治療ができない事態すら招くとして、《多くの国民の健康と命を守るという意味でも、すぐ具体的な方策をとりたいというのが思いです》と締め括った。

　"現場の医療を司る方々の生の声を決して聞き流してはいけない。ましてや、抹消しようとするなんてとんでもない！"

　同様の声は、出雲医師も言及した保健所からも上がっていた。12月8日、全国保健所長会が「緊急提言」を厚労大臣に提出。保健所では〈危機的な状況が継続している〉と訴え、〈感染症法上の運用をより柔軟に対応すること〉などを提案したのである。全国保健所長会会長で大分県東部保健所長の内田勝彦氏が言う。

　《私が勤める保健所では、感染症法上で2類に分類される結核の報告数は、年に30件ほどですが、新型コロナの報告は、ここ2週間で約80件。結核でいうと3年弱の業務量が2週間で押し寄せたのです。東京や大阪は、一気に通常の100倍以上の負担です。土日出勤は当然で、深夜までの長時間労働で回していますが追いつきません。しかし、濃厚接触者の健康観察期間である2週間、毎日連絡して体調を確認しているのを最初と中間と最終日に確認し、あとは具合が悪くなったときに連絡をいただくことにできれば、業務量はかなり変わると思います。また入院病床が逼迫した地域では、最初から原則入院ではなく、本当に入院が必要な人にのみ入院を勧告する、という形にすることを提案します。2類相当という方針を、感染が拡大した地域だけでも変えるなど、柔軟に対応

していただきたいのです》保健所や一部の医療現場の逼迫をもって、メ
ディアも野党も「緊急事態宣言しかない」と煽る。だが、現場が切実に
望んでいるのは社会や経済を閉じることではなく、医療および周辺の体
制整備だ。

　東京脳神経センター整形外科・脊椎外科部長の川口浩氏が指摘する。

　《新型コロナウイルスは 2020 年 1 月 28 日、閣議決定で、指定感染症
（2 類感染症相当）とされました。しかし、政府はすぐに当初の政令を
『無症状陽性者にも入院勧告を行う』と変更した。これは 1 類感染症相
当の対応です。こうして 1 類のエボラ出血熱と同等の、極めて厳しい措
置が新型コロナに適用され、国民と医療現場に過度の負担を強いてい
る。ところが政府は、科学的根拠がないまま 1、2 類相当を外そうとし
ない。田村厚労相は 21 年 1 月が期限の指定感染症としての扱いを『延
長する』と表明し、医療現場へのメッセージは、いまも 20 年 1 月のま
まです。しかし、5 類と明言しないまでも類型は 1、2 類より低いとい
うメッセージを出し、現場の誤解を解くべきです》

　逼迫する現場の改善につなげるためだけではない。

　《民間病院に勤める知人は〝入院患者が陽性だったから、急いで指定
病院に送った〟と言っていた。1、2 類相当のままでは、こうして忌避
する民間病院が多いと思う》と川口氏。逆に 1、2 類相当を見直せば、
受け入れる病院も増えるというのである。元厚労省医系技官で医師の木
村盛世氏も言う。

　《知人の救急医は、感染徹底制御のため、バイオテロさながらの装備
で臨まないといけない、と話していた。そして一人の患者の治療が終
わったら、15 分かけてその場を消毒するそう。その間、救急現場にほ
かの患者は入れられないのだから、命にかかわる。しかし、指定感染症
の 2 類相当を外せば、現場の精神的なストレスはかなり減るはず。いま
は病原体の実態とかけ離れて隔離させているが、ストレスとしてもコス

トとしても、大変な負担だと思います》そして、こうつなぐ。《国が2類相当のままにしているのは、たとえば5類に引き下げてなにかあったときに、責任をとりたくないのでしょう。しかし、2類相当のままにすべき理由があるなら、政府がきちんと説明すべき》と。

公的医療機関に勤めるある医師も言う。《2類から5類に引き下げれば、医療の逼迫はかなり抑えられます。しかし、ゼロを目指して感染を抑えようとはしなくなり、感染者は増えると思う。そのとき責められるのが専門家も政府も嫌なのでしょう。医療の逼迫を抑えられれば、ほかの疾患の患者を救えるようになりますが、それは数字に表れませんから》責任を負いたくない人達の思惑で、社会や経済を痛めつける方向にばかり向かい、医療現場の悲鳴も無視されるなら、それほど愚かしいことはあるまい。

"どこかで間違ったという経過は事実だ。さらに、間違いを是正もせず、医療現場の悲鳴も無視するなら、本当にそれほど愚かしいことはあるまい。もう、ここまできたら、ブーメラン効果で政府が自滅するしかないだろうに！"

日本病院会の相澤孝夫会長が指摘する。
《日本の医療は効率化の名の下、医療の提供体制もお金のかけ方も、ギリギリのところで回るように仕組みが作られている。だから非常時に、すぐに病院の経営が危ないとか、感染症にきちんと対応できないといった事態になる。平時から余裕とゆとりをもたないと、非常時にもすぐ対応できないと思います》と。《緊急事態宣言云々と騒ぐ前に目を向けるべきは、是正すべき日本の医療体制だ。その点でも、影響が大きいニュース番組で5類に下げるべきだと訴えた出雲医師を讃えたい。あらためて話を聞くべく日赤医療センターに申し込んだが、「その件に関し

て取材は受けていない」との回答。

　テレビからはメッセージを届けたいという強い意志が感じられたが、なぜか。直接本人と接触すると、やはり、「本件に関しての取材は病院からの許可が出ない」というのである。医療と人の命を守ろうという勇気ある発言者を、孤立無援にしようというなんらかの圧力がかかったのか。》

　一般論ではあるが、「大きな病院や専門家の先生は、学問的な立場や背負っている組織があり、ご自分の意見を言いづらい面があるのかもしれません」と読むのは、東京都医師会の角田徹副会長である。

　《以前から現場の医師のなかには、２類相当から下げたほうがいいのではないか、という意見があった。私も2020年４月ごろから厚労省の担当官に「新型コロナは２類相当で扱うのに適していないのではないか。致死率を考えると高齢者にはインフルエンザ以上でも、若い人にとっては、インフル相当かそれ以下。SARSやMERSと同レベルに扱うのは違うと思う。

　２類相当は原則入院も強制だが、それが必要な疾患ではないし、現実問題として重症者が増え、入院は重症化リスクが高い人に絞る必要がある点からも、２類相当とするのは違うでしょう》と。


　東京大学名誉教授で食の安全・安心財団理事長の唐木英明氏も言う。

　《出雲先生の主張はすべてその通りだと思います。先生の主張は、感染者をゼロにするという理想論はすでに破綻しており、感染者ではなく、死者を減らす方向に転換すべきだということ。まさにその通りで、現状がおかしいのはコロナだけ特別視していることです。ほかの病気で死ぬ人はどうなるのでしょうか。ところが、分科会の専門家や医師会は理想論にしがみつき、感染者を減らすために医療崩壊の危機を喧伝し、みなさんを恐れさせなければいけない、というわけです。私のもとにも数

名の臨床医から、2類は辛すぎるから5類にしないといけない、という意見が届いています。しかし、少数の厳しい現場で苦労している医師が、外に向かって大きな声で言えないのは、分科会や医師会に遠慮しているからです》と。

　"政権交代当時の安倍首相は、指定感染症を見直すと明言した。昨年の2月自身が発令した法令を見直す責務を感じていたのだろう。実現していれば、逼迫する医療にこれほど慌てなかっただろう。だが、感染者数が増え、批判されるのを恐れたか菅首相は前首相の約束を反故にした。
　そして、やはり感染者数が増えると経済との両立に苦慮するようになった。「人命軽視だ」と非難される専門家と歩調を合わせ、「2類を見直す」という声をタブー視した。新型コロナが指定感染症であるがゆえに、無症状の患者にまで機械的に医療資源を割り振らねばならず、肝心の重症者へのケアがおろそかになり医療崩壊へと突き進まざるを得なくなっていった。いっそ新型コロナを指定感染症から外せば良いものの、二兎を追うが如く、アクセルとブレーキを踏み続け収集がつかなくなってしまった。首相の「覚悟」は一切見せて頂く機会はなく国民は、何を信じて良いのやら方向を見失っている。"

## ❖ アビガン始め抗コロナ薬の承認を急げ！

### COVID-19 治療薬として国内で使用されている主な薬剤

オレンジは厚労省の「診療の手引」に「国内で承認されている医薬品」として掲載

| 一般名 | 販売名<br>（先発品） | 製造販売元 | 薬効 | 対象疾患 |
|---|---|---|---|---|
| レムデシビル | ベクルリー | ギリアド | 抗ウイルス薬 | エボラ出血熱* |
| デキサメタゾン | デカドロン | 日医工<br>など | ステロイド | 重症感染症<br>など |
| ファビピラビル | アビガン | 富士フイルム<br>富山化学 | 抗ウイルス薬 | 新型・再興インフ<br>ルエンザ感染症 |
| ナファモスタット | フサン | 日医工<br>など | タンパク分解<br>酵素阻害薬 | 急性膵炎など |
| カモスタット | フオイパン | 小野薬品工業<br>など | タンパク分解<br>酵素阻害薬 | 急性膵炎など |
| イベルメクチン | ストロメク<br>トール | MSD | 駆虫薬 | 腸管糞線虫症<br>など |
| トシリズマブ | アクテムラ | 中外製薬/<br>スイス・ロシュ | 抗IL-6R抗体 | 関節リウマチなど |
| バリシチニブ | オルミエント | 米イーライ<br>リリー | JAK阻害薬 | 関節リウマチ |

厚生労働省「新型コロナウイルス感染症診療の手引き（第 4 版)」をもとに作成

## レムデシビル（米ギリアド）

レムデシビルはもともとエボラ出血熱の治療薬として開発されていた。

コロナウイルスを含む一本鎖 RNA ウイルスに抗ウイルス活性を示す。

日本では昨年 5 月、重症患者を対象に厚生労働省が特例承認。今年 1 月には添付文書が改訂され、中等症の患者にも投与できるようになった。

レムデシビルは、プラセボとの比較で入院患者の回復を 5 日間早めた米国立アレルギー・感染症研究所（NIAID）主導の臨床試験結果をもとに、世界約 50 ヵ国で承認されている。一方、WHO が主導した臨床試験の中間結果では、レムデシビルを投与しても患者の入院期間や死亡率にほとんど影響がなかったとされ、WHO は昨年 11 月 20 日、レムデシビルの使用を推奨しないとのガイドラインを公表した。「WHO のガイドラインが NIAID 主導の臨床試験のエビデンスを軽視していることを残念に思う」との声明を発表。

日本政府も承認を見直す考えはないとの認識を示している。

## デキサメタゾン（日医工など）

デキサメタゾンは重症感染症や間質性肺炎などの治療薬として承認されているステロイド薬。先発医薬品「デカドロン」（日医工）のほか、複数の後発医薬品が販売されている。英国で行われた大規模臨床研究で重症患者の死亡を減少させたと報告され、厚生労働省の「診療の手引き」にレムデシビルとともに標準的な治療法として掲載されている。

英国の臨床研究では、人工呼吸器を装着した患者と酸素投与が必要な患者で死亡率を有意に低下させた一方、酸素投与の必要ない患者では効果が見られなかった。米 NIH のガイドラインでも、人工呼吸器や酸素投与を必要とする患者に対する治療薬として推奨されている。

## ファビピラビル（富士フイルム富山化学）

ファビピラビルは 2014 年に日本で承認された抗インフルエンザウイルス薬。新型インフルエンザが発生した場合にしか使用できないため、

市場には流通していないが、新型インフルエンザに備えて国が備蓄している。

　富士フイルム富山化学は昨年10月、非重篤な肺炎を有する患者を対象に行ったP3の結果に基づき、新型コロナウイルス感染症への適応拡大を申請したが、厚生労働省の専門家部会は同12月21日、「現時点で得られたデータから有効性を明確に判断するのは困難」として承認を見送った。

　富士フイルム富山化学が申請の根拠としたP3試験は、患者156人を対象に行い、主要評価項目の「症状の軽快かつウイルスの陰性化までの時間」はアビガン群11.9日、プラセボ群14.7日で、アビガンは症状を統計学的に有意に早く改善。安全性上の新たな懸念も認められなかったという。


　"この薬は、内服薬なので、処方される唯一の治療薬として、通院しながら家庭で治療できるというメリットがあるので、承認の期待は大きかった。新型インフルの薬として承認されたものなので、ハードルは高くないと考えられていたのに、なぜ、こうも横やりが入って、厚労省は弱腰なの？　少しでも重症化を遅らせ助ける命に異議を唱えたいわけ?!"

## ナファモスタット（日医工など）/ カモスタット（小野薬品工業など）

　タンパク分解酵素阻害薬ナファモスタットや同カモスタットは、COVID-19の原因ウイルスであるSARS-CoV-2の細胞内への侵入を阻止する可能性があるとされ、日本では東京大付属病院などでファビピラビルとナファモスタットの併用療法を検討する臨床研究が進行中。カモスタットの先発医薬品「フオイパン」を製造販売する小野薬品は、COVID-19患者110人を対象としたP3試験を実施中。ナファモスタットをめぐっては、先発医薬品「フサン」の製造販売元である日医工に、

第一三共、東京大、理化学研究所を加えた4者が、共同で吸入製剤の開発を進めており、今年3月までの臨床試験開始を目指している。

## トシリズマブ（中外製薬）

　抗IL-6受容体抗体トシリズマブは、サイトカインの一種であるIL-6（インターロイキン-6）の作用を阻害することで炎症を抑える薬剤。COVID-19は重症化すると、サイトカインストームと呼ばれる過剰な免疫反応に重篤な臓器障害を起こすことが知られている。トシリズマブはその免疫抑制作用によって、こうした重症患者を治療できるのではないかと考えられており、国内外で有効性が検証されている。中外製薬が国内で行った単群P3試験では、参加した重症COVID-19肺炎入院患者48人のうち35人が退院または退院待機状態となり、5人が死亡。7段階の重症度評価が1段階以上改善した中外は同試験の結果と海外の臨床試験結果を踏まえ、厚生労働省と申請について協議するとしている。

## バリシチニブ（米イーライリリー）

　JAK阻害薬バリシチニブは、サイトカインによる刺激を伝えるJAK（ヤヌスキナーゼ）を阻害する薬剤。トシリズマブと同様に、サイトカインストームに対する治療薬として候補に挙がっている。日本を含む国際共同治験では、レムデシビルと併用することで回復までの期間をレムデシビル単剤に比べて約1日短縮した。米FDAは昨年11月、この試験結果をもとに、バリシチニブとレムデシビルの併用療法を2歳以上の小児と成人の中等症・重症患者に対する治療法として緊急使用許可を出している。

新型コロナウイルス治療薬（2月26日UPDATE）
https://answers.tennavi.com/pharmanews

"指定感染症から５類へとするためには、無症状から軽症者へのケアが、最重要になる。つまり、入院措置を減らすには、かかりつけ医で処方できる重症予防薬が早期に望まれる。むだに振る舞う予算を予防薬に集中させる施策が今必要とされている。重症化阻止という薬剤が推奨されたら、イギリス政府・米 FDA のように使用推奨という方針を速やかに出して頂きたい。

　モタモタしていたら、救える命も救えなくなるという位の使命感のある役人はいないの？　これだけ多くの治療薬候補があるのに、承認されているのは、２剤だけというのは、おかしすぎるのでは？　慎重に安全性を確認してからという責任逃の隠れ蓑が透けてる見えてる～"

# 6. かかりつけ医・看護師・薬剤師の出番を尊重

　政府は、新型コロナ患者について、これまで一律に「入院」としてきたが、10月24日から「入院」の対象は、65歳以上の者・呼吸器疾患を有する者・臓器の機能低下が認められる者・免疫機能低下が認められる者・妊婦・重度・中等症の患者などに限定すると法令の一部を変更するという政令を公布した。

　"指定感染症は、あくまで改正なしよ！という、小手先の変更で改正論者を黙らせようと試みた。しかし、またまた大失態である。この感染症の強かさを完全に把握してない勉強不足丸出しの、アホな対策で身を滅ぼすつもりであろう。無症状者や軽症者は、どうするつもりなのよ！指定感染症では自宅療養は認められてナイでしょうに！　まったく、無能な方々の浅知恵でまた、尊い命が奪われる。

　そうこうしている内に、低温乾燥、風邪のシーズン到来で感染爆発は意図して招来された。自宅療養中、入院待ちの死亡がボツボツ報告され始め、あっちこっちで、ポコンポコンと謝罪会見がきかれる。急変しても、救急車のタライ回しでの死亡は、もはや人災そのもの！　どーすんの？　それでも、まだ、指定感染症なん？　解消すれば、未だ未だ道はあると思えるのに……何人殺したら決断するの？"

　昨年12月の新型コロナウイルス感染再拡大以降、感染が確認された後に自宅で症状が悪化して亡くなった人が、47都道府県で19人（22日時点）に上ることが産経新聞のまとめで明らかになった。

　うち少なくとも3人は1人暮らしで、軽症と診断された後に容体が急変したり、保健所が健康状態を聞き取る前に亡くなったりするケースもあった。自宅療養者は全国で3万人を超えており、病院以外で療養する際の体制強化は急務となっている。この時点に至ってまでも、日本医師会のアクションは皆無である。あれほど連日、医療逼迫・崩壊とマイク

を握り締めているのに、いつになったら、医療難民救済に立ち上がってもらえるのやら……。

　19人全ての人が入院加療していれば、救えたかどうかは明確ではないが、少なくとも、指定感染症の縛りがなければ、一般病院も受け入れてくれただろうし、かかりつけ医の診察は受けられたと思える。発症してからのゴールデンタイムに診察さえ受けられたら、有効な治療法を享受できたかも知れない……現在の自宅療養者・入院待ちの患者さんは、医療を受ける権利を剥奪された、医療難民である。今後、増え続けるだろう、この責任は重大である。

　筆者が考える唯一の方法は、一刻も早く指定感染をスパッと外し、5類に下ろし季節型インフルエンザ並とし、地域の民間病院、クリニックに広く門戸を開き、早期診察・治療を開始することである！

　指定感染症法に則った厳重隔離・防御方法を、インフル並みにして、感染発症から1週間程度の学級閉鎖・自粛期間とする。現在の14日間しばりを科学的見地から見直すことも必要になるかも知れない。切り替えに関しては、一時的に感染者数は増加するだろうが、今まで通りの基本的感染防止対策を実行していれば、感染爆発は抑えられると考える。

　クリニックには、現状の保健医療点数に手厚い報酬の裏打ちをすると共に、PCR検査・抗原検査を保険扱いとする。コロナ感染症の診断治療に関しての患者負担を、時限付きに国家扶助措置とする政令を整える。他方、無症状・軽症者の自宅療養への支援体制の充実を図る措置も積極的に行なっていく。

　「夫婦でコロナにかかったけど1歳の娘は昨年BCG受けていたので無事だったわ。かかりつけ医に薬を処方して貰って、1週間ほどの自宅療法で治ったわ」との声が、インフル流行時と変わらない程にきかれると良い。

　また、コロナが指定感染症でなければ、多くの民間病院でコロナ患者

の入院を受け入れられるようになり、救急車でのタライ回しもなくなること必至である。かかりつけ医には、訪問看護師、介護士、薬剤師など全ての医療資源を効率よく組織化することを依頼していく。これらの実施に当っては、地域医師会、さらには、日本医師会等の自発的発動が前提となる。

　クリニックに対し、コロナ治療に当っての指針や感染防止対策マニュアルなど様々な情報交換システムを構築していく必要がある。

　コロナ患者の８割を占める軽症者・無症状者の重症化を防ぐ砦の充実化が今後の重要課題である。これらのことは、とりもなおさず、かかりつけ医・看護師・薬剤師の出番を尊重していくことに他ならないだろう。

　今からでも遅くない！

　この婆さんの言うことを、今直ぐお聞き下され！

# おわりに

　このお婆のつぶやきが、皆様方のお手元に届く2～3ヵ月後には、世間がどんな風なのか予測もつかない。その頃には、3波の騒ぎも落ち着き、高温多湿の時期に近づき、世界では、パンデミックの納め時を模索している？　または、オリンピックの準備に日本中が沸いている？

　コロナウイルスをゼロにして！と威勢の良い兄ちゃん達もいるが、この婆は無理！だと思う。感染症史からゼロ候補の当選者は天然痘だけ！だが、これもどこかの国の科学兵器となっているだけかも。

　今世紀最大の感染症になるだろう新型コロナは、未だ、全世界を巻き込んで、多くの尊い命を奪い去っている。尚且つ、狡猾に、変異を示し始めている強かなウイルスである。いずれ、打ち勝つ日が来ると信じているが、未来に繋ぐ命、次いで大事な経済を守っていく義務がある。当然、責任者は一国の大将であるが、国民個々人もその任は免れない。

　この拙著を手にして頂いたご縁に感謝しつつ、指定感染症が外れ、平穏な日々が戻るまで共に頑張りましょう。

　有史以来、世紀毎に疫病やら天災で、世界人口は常にリセットされてきた。今世紀、食い扶持も少々危ぶまれる程に、人口過剰気味である。そんな中、この度のパンデミックは、若人の生け贄を望まないので幾分救われる。これが、コロナの人類に向けたメッセージであると思える。


　読者の皆様に有益な情報をお伝えしたいと思い、様々なサイトより、情報を引用させて頂きました執筆者の方々に、この場をお借りしてお礼申し上げます。

## 〈参考資料〉

(1)『看護覚え書　ナイチンゲール著作集　第1巻』ナイチンゲール［著］　湯槇ます［監修］　薄井坦子［編訳者代表］現代社　1968（ページ総数：262p）

(2)　宮沢孝幸：ウイルス学の常識があれば、新型コロナは怖くない　「一／一〇〇作戦」こそ防疫の要諦」

　　https://trans.kuciv.kyoto-u.ac.jp/resilience/documents/criterion91_miyazawa.pdf

(3)　本間真二郎：新型コロナ「検査の陽性者」＝「感染者」ではない…！　PCR検査の本当の意味　2020.090.03　https://gendai.ismedia.jp/articles/-/75285

(4)　奥田弘美：コロナ感染より「隔離・制裁」を怖がる人が多い─日本に蔓延する「奇妙な恐怖心」のほうが心配　2020.09.20　https://toyokeizai.net/articles/-/375545?page=3

(5)『日本尊厳死協会の最期の望みをかなえるリビングウイルノート：これで安心！』日本尊厳死協会［監修］　ブックマン社　2019.1（ページ総数：104p）

(6)『日本を襲ったスペイン・インフルエンザ：人類とウイルスの第一次世界戦争』速水融［著］　藤原書店　2006年

(7)　木内登英：100年前のスペイン風邪の経験に学ぶ新型コロナ対策と日本の出口戦略　2020.05.01　https://www.nri.com/jp/knowledge/blog/lst/2020/fis/kiuchi/0501

(8)　翁　百合：誤解されたスウェーデン「コロナ対策」の真実　「集団免疫戦略」ではなく、「持続可能性」を重視　2020.08.16　https://toyokeizai.net/articles/-/369313?page

(9)　杢村秀樹：新政権はまず新型コロナ「指定感染症」の解除を─国民の疲弊と経済悪化・財政支援は限界に来た　2020.09.14　https://toyokeizai.net/articles/-/374771

(10)　和田秀樹：コロナ死4000人vs.肺炎死10万人」という数字をどう読むべきか─コロナはどれくらい怖い病気なのか　2021.01.17　https://president.jp/articles/-/42438

(11)　田南立也：恐れるべきはウイルスで人ではない。社会をむしばむ「コロナ差別」をなくすためには　2020.06.11　https://www.nippon-foundation.or.jp/journal/2020/45019

## 著者略歴

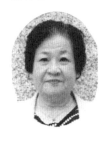

福本　秀子（ふくもと・ひでこ）

1973年、大阪市環境保険局入職、市立市民病院勤務
1993年市立総合医療センター開業プロジェクト参画。以後、感染管理の専門看護師として現場を指揮、後輩育成に携わる。
定年後は、老健施設市立おとしより健康センター勤務。
現在は、健康管理士資格を取得し地域高齢者団体等からの依頼を受けて講演・健康相談などボランティア活動を担当している。

著書：「コビットさんとの付き合い方 – 感染症史よりの学び – 」
　　　自費出版、2020.6、三景印刷 K.K
　　「（続）コビットさんとの付き合い方」
　　　自費出版、2020.9、三景印刷 K.K
※ COVID-19（コビッドさん）とは "Coronavirus disease 2019" の略称

コロナにもの申す　73歳 お婆のつぶやき

2021年5月31日　第1刷発行

著　者　福本秀子
発行人　大杉　剛
発行所　株式会社 風詠社
　　　　〒553-0001 大阪市福島区海老江5-2-2
　　　　　　　　　大拓ビル5 - 7階
　　　　℡ 06（6136）8657　https://fueisha.com/
発売元　株式会社 星雲社
　　　　　　（共同出版社・流通責任出版社）
　　　　〒112-0005 東京都文京区水道1-3-30
　　　　℡ 03（3868）3275
装画　海藤範夫
装幀　2 DAY
印刷・製本　シナノ印刷株式会社
©Hideko Fukumoto 2021, Printed in Japan.
ISBN978-4-434-28959-0 C0036